I0052349

LITHOTRIPSIE

ET

LITHOTOMIE.

53

OPÉRATIONS DE LA PIERRE,

PRATIQUÉES

Par A.-P. BANCAL, D. M.,

Chevalier de l'ordre Royal de la Légion d'Honneur ;
Médecin adjoint de l'Hôtel-Dieu de Bordeaux ;
Médecin oculiste de l'institution Royale des Sourds-Muets ;
Médecin du dépôt de Mendicité,
Et chirurgien major de l'état major de la garde nationale Bordelaise.

A BORDEAUX,

Chez L'AUTEUR, Chez LAWALLE, libraire,
Place Puy-Paulin, 4. Allées de Tourny.

IMPRIMERIE DE SUWERINCK,
RUE MARCHANDE, 6.

1839

Il y a transposition des feuillets de la
page 6 à la page 11 — Les feuillets 7 et 9 se
trouvent entre 12 et 13.

T 3560.
Br.

LITHOTRIPSIE

ET

LITHOTOMIE.

CLINIQUE CIVILE.

LITHOTRIPSIE

ET

LITHOTOMIE.

53

OPÉRATIONS DE LA PIERRE,

PRATIQUÉES

Par A.-P. BANCAL, d. m.,

CHEVALIER DE L'ORDRE ROYAL DE LA LÉGION D'HONNEUR,

MÉDECIN-ADJOINT DE L'HOTEL-DIEU DE BORDEAUX,

MÉDECIN-OCULISTE
DE L'INSTITUTION ROYALE DES SOURDS-MUETS,

CHIRURGIEN-MAJOR
DE L'ÉTAT-MAJOR DE LA GARDE NATIONALE BORDELAISE.

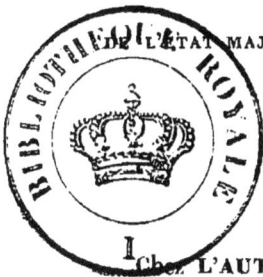

A BORDEAUX,

Chez L'AUTEUR,   Chez LAWALLE, libraire,
Place Puy-Paulin, 4.   Allées de Tourny.

IMPRIMERIE DE SUVVERINCK,
RUE MARCHANDE, 6.

1839

UN MOT AU LECTEUR.

----•◦•----

Jᴇ recueillais en silence, et patiemment, des faits dans la pratique des opérations de la pierre, avec l'intention de donner une nouvelle édition de mon *Manuel-pratique de la lithotritie,* etc., publié en 1829 (1). J'ai senti, déjà depuis quelques années, que cet ouvrage, qui eut un succès au-delà de mes espérances, avait besoin d'être mis au niveau des progrès de l'époque actuelle. Des circonstances imprévues m'ont forcé de renvoyer ce travail à un temps plus éloigné, pour ne m'occuper aujourd'hui que de la publication des opérations de *lithotripsie,* et de *taille* ou *lithotomie,* que j'ai pratiquées jusqu'à ce jour.

Grace à ce mouvement heureux de décentralisation qui s'opère, les provinces, on peut en concevoir l'espérance, ne seront bientôt plus tributaires de la

---

(1) *Manuel pratique de la Lithotritie,* ou Lettres à un jeune médecin sur le broiement de la pierre, etc., par A. P. Bancal. Paris, 1829. Chez J.-B. Baillère.

capitale, bien qu'elle puisse être considérée comme le foyer de toutes les lumières. De nos jours, chaque localité compte de ces hommes instruits qui, formés à l'école des grands maîtres, savent pratiquer avec habileté les opérations les plus difficiles. Que des esprits retardataires, ennemis des progrès, veuillent encore empêcher la vérité de se faire jour, leurs efforts seront impuissants ; l'avenir lui appartient. Le moment est donc venu où chaque homme se doit à lui-même, quelle que soit sa position, de favoriser cette réaction salutaire.

Ce devoir, je viens le remplir : j'exposerai avec franchise ce que j'ai fait, ce que j'ai observé ; un seul intérêt m'anime, c'est celui de la science à laquelle j'ai voué ma vie. Je dirai mes succès comme mes revers, les uns et les autres peuvent fournir d'utiles enseignements.

La chirurgie, qui ne veut que des faits, rien que des faits, est considérée à juste titre comme la partie la plus exacte, la plus positive de l'art de guérir ; les spéculations de l'esprit, les abstractions des systèmes et des théories, n'entrent pas dans son domaine ; *elle s'enquiert qui est mieux sçavant, non qui est plus sçavant,* selon l'ingénieuse expression de Montaigne. Les observations forment donc un fond immense, à l'exploitation duquel chacun de nous doit s'empresser de concourir.

J'ai suivi avec une opiniâtreté soutenue, les perfectionnements que la science a recueillis de nos jours, pour le traitement des affections calculeuses. Les encouragements les plus honorables sont venus soutenir mon zèle dans les diverses périodes de mes travaux.

Je les consignerai ici comme une flatteuse récompense.

Lorsque l'invention de la lithotritie fut annoncée, je me hâtai de me rendre à Paris, pour voir pratiquer, par M. le Docteur Civiale, cette opération dont l'art venait de s'enrichir. Je reçus de ce médecin distingué le plus bienveillant accueil. Il opéra devant moi, et au sortir de la première séance, à laquelle il voulut bien me faire assister, j'écrivis à l'un de nos médecins, que ses talents ont placé en première ligne dans notre cité, les résultats de mes impressions. Je consigne ici, avec intérêt et reconnaissance, la lettre que cet honorable confrère, que rien de ce qui est utile ne devait trouver indifférent, me fit l'honneur de m'adresser.

« Bordeaux, le 10 octobre 1826.

» Cher confrère,

» Je vous remercie de la description simple et
» vraie que vous avez la bonté de me faire dans votre
» dernière lettre, de la manière dont M. Civiale a pro-
» cédé à l'opération de la lithotritie sur M. B***. Je
« n'aime rien tant que les descriptions naïves; elles
» font à la fois l'éloge du jugement et du bon goût
» de celui qui les fait. Sous ce rapport, la vôtre peut
» être regardée comme un modèle; je vous en remer-
» cie de nouveau.

» Je suis aussi très-sensible aux choses agréables
» que vous avez la bonté de me dire. Lorsque l'amitié
» est fondée sur des qualités personnelles honorables,
» elle flatte trop pour ne pas y être sensible. Je suis

» donc on ne peut pas plus flatté de la vôtre, et je
» tâcherai de m'en rendre digne.

» Je vois bien que vous mettez votre temps à profit ;
» je vois que votre cœur est rempli de la noble ambi-
» tion de marcher sur les traces des grands hommes
» qui honorent leur profession. Je vois avec plaisir
» que vous n'aurez pas perdu votre temps dans ce
» voyage, dont les résultats vous produiront plus d'un
» dédommagement.

» Apportant avec vous l'instrument de Civiale, son
» adresse et votre talent, vous devez vous attendre à
» des succès.

» Je suis avec bien de l'attachement, mon cher con-
» frère, etc.

» CANIHAC, D. M. »

De retour de Paris en 1826, je m'attachai à faire à
Bordeaux la lithotritie, où je la pratiquai avec bonheur plusieurs fois. Cette découverte pleine d'avenir
était encore inconnue des praticiens qui n'avaient pas
eu comme moi l'avantage de voir opérer les grands
maîtres. J'éprouvai alors le besoin de la populariser,
de la mettre à la portée de tout le monde, en la dé-
crivant dans tous ses détails. J'avais alors acquis
quelqu'expérience, et j'écrivis mon *Manuel-pratique
de la lithotritie*. Toutefois, avant de livrer mon travail à la publicité, je pris les conseils d'un professeur
célèbre, qui, par son amitié bienveillante, m'avait
habitué à le regarder comme un père. Voici ce que
mon maître, auquel je demandais l'honneur de lui
dédier mon ouvrage, voulut bien me répondre à ce
sujet :

» Je suis très-reconnaissant, mon cher ami, de tout
» l'intérêt que vous voulez bien prendre à ma santé ;
» je vous en adresse les plus sincères remerciements.

» *Oui, vous avez raison, il faut populariser la litho-*
» *tritie, et je vois avec grande satisfaction que vos tra-*
» *vaux se dirigent vers la propagation de cette mé-*
» *thode.*

» Je suis trop heureux que vous ayez songé à moi ;
» vous me faites beaucoup d'honneur de vouloir asso-
» cier mon nom au vôtre, je me trouverai toujours
» bien placé.

» Amitié pour toujours.

« Ante. DUBOIS.

» Paris, le 11 juin 1829. »

Mon ouvrage parut en 1829. La presse médicale
périodique l'accueillit avec une extrême bienveillance,
et je fus flatté comme je devais l'être des éloges
qu'elle voulut lui prodiguer. A tous ses suffrages, je
suis heureux et fier d'ajouter celui d'un professeur
qui, d'une position si élevée dans la science, fit arriver jusqu'au disciple, les plus précieux encouragements :

« Mon bon ami, (m'écrivit M. Lordat, doyen de la
» faculté de Montpellier), j'ai lu fort tard votre *beau*
» *manuel de la lithotritie,* etc. Je ne voulais vous en
» remercier que lorsque je pourrais unir dans le même
» témoignage, ma reconnaissance pour l'ouvrage qui
» devait m'instruire, et celle que j'ai pour le superbe
» exemplaire que vous m'avez envoyé. La nouvelle
» observation que vous venez de publier m'est parve-
» nue au moment où je terminais la lecture de votre

» livre : j'avais d'abord résolu de renvoyer mes re-
» merciements jusqu'à l'époque du voyage périodique
» que je comptais entreprendre ; car tout ce que j'ai
» à vous dire est plus du ressort de la conversation
» que d'une lettre. Mais comme les événements récents
» ont interrompu la correspondance d'un grand nom-
» bre de préfectures avec le président du jury médi-
» dical ; que notamment les listes de Toulouse et de
» Bordeaux ne me sont pas parvenues, et que la sai-
» son commence à être avancée, j'ignore si j'aurai
» le plaisir de vous voir cette année. Je prends donc
» le parti de vous écrire, pour me mettre à l'abri des
» reproches que je me fais depuis long-temps, et
» que peut-être vous ne m'épargneriez pas vous-même,
» malgré la bonté qui vous caractérise, et malgré l'a-
» mitié dont vous m'avez donné tant de preuves.

   » Votre livre m'a procuré un très-grand plaisir. Ce
» sentiment vient de plusieurs sources : je ne me pi-
» que pas de vous dire avec exactitude quel est l'or-
» dre dans lequel ces éléments de jouissance sont nés
» dans mon cœur, mais il vous suffira d'en connaître
» l'énumération.

   » Vous rendez un grand service à l'humanité, quand
» vous décrivez une opération salutaire et difficile, de
» manière à la mettre à la portée des esprits les plus
» vulgaires ; vous parlez de cette matière avec la
» clarté d'un homme qui sait transmettre aisément
» toutes les nuances de ses pensées, et avec l'autorité
» d'un homme expérimenté ; vous inspirez de la con-
» fiance au malade et du courage au médecin ; vos
» productions augmentent chaque jour votre considé-
» ration ; au milieu de vos succès, vous n'oubliez pas

» vos amis, et il semble même qu'en marchant à la
» renommée, vous les forcez, pour ainsi dire, à vous
» accompagner et à partager les avantages que vous
» pouvez y trouver.

» Voilà le résultat général de l'impression que la
» lecture a produite en moi. Les objets de détail sont
» trop nombreux pour que je puisse les indiquer,
» moins encore les analyser. Ils formeront le sujet
» des causeries de notre première entrevue.

» Continuez, mon cher docteur, de travailler avec
» la même constance ; servez l'humanité, perfectionnez
» l'art, éclairez vos confrères ; ajoutez tous les jours
» de nouveaux droits à l'estime dont le public et les
» savants vous ont déjà donné des témoignages flat-
» teurs ; et conservez dans votre ame les sentiments
» que vous avez montrés à vos amis. Pour ce qui me
» regarde, je ferai ensorte que vous n'ayez jamais
» occasion de vous refroidir, ni d'intervertir à mon
» détriment l'ordre de vos affections.

» Adieu, mon cher ami, tout à vous.

» LORDAT.

» Montpellier, le 17 août 1830. »

En 1833, M. le docteur Heurteloup présenta à l'académie royale des sciences, pour le broiement de la pierre, un instrument dont l'extrémité était courbe : elle se
rapproche assez de celle d'une algalie ; il lui a donné
le nom de *percuteur*. Ce perfectionnement fit faire à
l'art un pas en avant. Ainsi, la *lithotripsie* curviligne
fut substituée à la *lithotritie* rectiligne.

Il est de fait qu'aujourd'hui tous les opérateurs ont

adopté en général l'emploi du *percuteur* courbe ;
parce qu'il offre réellement de grands avantages.
Toutefois, l'action communiquée de l'extérieur aux
mors de l'instrument, pour briser le calcul dans la
vessie, a été modifiée diversement par plusieurs médecins.

On lit avec intérêt la note que M. le docteur Heurteloup a insérée dans son mémoire, à la page 1ʳᵉ,
pour établir la différence qu'il fait du mot *lithotritie*
à celui de *lithotripsie* (1).

En 1834, je fis un voyage à Paris, pour étudier le

---

(1) « On n'entend généralement pas l'acception que je donne
» au mot *lithotripsie*; c'est ici la place de faire connaître la rai-
» son qui m'a fait adopter ce mot. *Lithotripsie* veut dire pulvéri-
» sation de la pierre ; il indique conséquemment le but général de
» l'opération, sans indication d'aucun procédé. Il n'en est pas de
» même du mot *lithotritie*, qui n'a jamais désigné que le procédé
» de détruire la pierre par des perforations répétées. On sent
» bien que l'on ne peut pas appeler *lithotritie* l'action d'un ins-
» trument qui écrase les pierres ou celle qui les brise par percus-
» sion. En un mot, la *lithotripsie* est le nom donné à la méthode
» prise en général, qui consiste à pulvériser les pierres, et le mot
» *lithotritie* n'indique que le procédé de perforer successive-
» ment les pierres pour les détruire. *Lithotripsie* est le genre, *li-*
» *thotritie* est l'espèce. Ce dernier mot finira par disparaître du
» vocabulaire de la science ; car si on l'adoptait, il faudrait, pour
» plus de régularité, donner également des noms analogues aux
» procédés d'écrasement et de percusison ; mais cela serait du pé-
» dantisme ; il ne faut donc pas le faire, et se contenter de donner
» à la méthode un nom grec, puisque l'on veut du grec, et dési-

nouveau procedé. Après un examen raisonné, je lui fis subir une modification qui me parut importante. Au lieu de me servir de la percussion avec un marteau, comme le fait M. Heurteloup, je fis établir des traverses sur les deux branches du *percuteur*, à la faveur desquelles la pression est exercée sur le calcul par le secours des mains : elle suffit pour l'écraser dans la pluralité des cas. Mon honorable ami, M. le professeur Velpeau, voulut bien présenter cet instrument, en mon nom, à l'académie royale de médecine ; il en développa les avantages, et il obtint les suffrages les plus flatteurs (1).

Plus tard, je rencontrai des cas dans lesquels le brisement du calcul n'avait pu s'opérer par la seule pression des mains exercée sur les traverses ; j'avais été obligé, alors, de recourir à la percussion avec le marteau ; mais le plus souvent cette manœuvre effrayait les malades, bien qu'elle puisse être faite avec innocuité. Aussi, en 1837, m'étant de nouveau rendu à Paris, je fis ajouter à mon instrument modifié par l'établissement des traverses, une vis de pression qui laisse peu de chose à désirer. Lorsque la puissance des traverses n'est pas suffisante pour morceler la pierre, elle trouve un auxiliaire irrésistible dans l'action de cette vis.

» gner les procédés par leurs noms vulgaires. Cela n'en sera que » plus clair. »

Voyez *Mémoires sur la Lithotripsie par percussion*, etc. par M. le baron docteur HEURTELOUP. Paris, 1833.

(1) Voir, dans la *Gazette Médicale*, le compte rendu de la séance du 22 août 1834,

J'ai démontré avec empressement le mécanisme de cette modification avantageuse que j'ai fait subir au lithontripteur de M. Heurteloup, à tous les médecins qui me l'ont demandé, et au grand nombre de ceux qui ont assisté à mes opérations à Bordeaux.

La lithotripsie s'est placée au rang des plus importantes opérations ; il n'est plus permis à personne de contester les immenses services qu'elle peut rendre partout. Il est positif, et l'expérience l'atteste, que tout calculeux qui demandera à propos les secours de l'art, sera guéri promptement et sans danger. Il ne faut pas se le dissimuler, les instruments sont sans doute encore susceptibles de modifications nouvelles ; ils peuvent atteindre un plus haut degré de perfection. Heureux les génies privilégiés par qui se réaliseront ces améliorations si utiles, et qu'appellent tous les amis de l'humanité ! Mais en songeant à ce qu'elle était à son origine, à ce qu'elle est aujourd'hui, le passé semble répondre de l'avenir ; déjà la science n'est plus en reste envers les affections calculeuses, grace aux travaux des Civiale, Leroi (d'Etioles), Heurteloup, Amussat, Ségalas, et de quelques autres honorables médecins.

Je rendrai compte, dans ce Mémoire, de 53 opérations que j'ai pratiquées sur des malades atteints d'affections calculeuses ; je diviserai ces faits en cinq séries.

1re SÉRIE : 23 malades ont été lithotrities ou lithotripsiés : 22 ont été guéris.

2me SÉRIE : Elle mentionne un insuccès de lithotripsie ; des lésions organiques graves, comme on le verra d'ailleurs dans cette observation si curieuse pour la science, n'ont permis de pratiquer qu'une seule séance.

3me Série : 7 malades furent soumis à la lithotritie, et discontinuèrent leurs traitements.

4me Série : Succès de l'opération de la taille bilatérale ; sur 23 opérés, 17 ont été guéris.

5me Série : Insuccès des opérations de taille.

Le premier de ces malades était âgé de 80 ans, recélant dans la vessie trois calculs du volume chacun d'un œuf de poule.

Le second, âgé de 22 ans, que je quittai de suite après l'opération, fit des imprudences, comme l'atteste ma correspondance : elles déterminèrent des accidents fâcheux et la mort du jeune homme.

Le troisième, âgé de 58 ans, renfermait dans une vessie vicieusement organisée, deux gros calculs qui rendirent l'opération très-longue et très-laborieuse.

Le quatrième, âgé de 84 ans, était porteur de dix calculs dans la vessie, et fut opéré sous l'influence d'une adynamie.

Le cinquième essuya une opération fort douloureuse, pour extraire un calcul de deux pouces et demi de diamètre : une température très-élevée occasionna des complications qui devinrent funestes.

Enfin, je fus appelé beaucoup trop tard auprès du sixième malade, pour espérer une réussite complète des suites de l'opération. Toutefois, cette opération seule pouvant offrir quelque chance pour le salut du malade, je la pratiquai comme par acquit de conscience.

De cet exposé résulte le tableau suivant :

53 malades ont été traités.

 7 ont quitté le traitement.

____

46 ont été opérés ;

____

23 par le broiement, 22 ont été guéris, 1 a sucombé.

23 par la taille..... 17 ont été guéris, 6 ont sucombé.

____   ____   ____

46 malades, dont... 39 guéris.......... 7 morts.

____   ____   ____

Or,   7 : 46 : : 1 : 6 ;   57/100e

CLINIQUE

CIVILE.

⸺ ❦ ⸺

BROIEMENT DE LA PIERRE.

PREMIÈRE SÉRIE.

GUÉRISONS.

PREMIÈRE OBSERVATION.

Lithotritie. — 72 ans — Cas compliqué. —
4 Séances. — Guérison.

« **J**EAN LÉGLISE, cultivateur du village d'Ambarès,
près de Bordeaux, âgé de 72 ans, d'une constitution
forte et robuste, éprouvait depuis quatre ans les douleurs qu'occasionne la présence de la pierre dans la
vessie. Ce malade, auquel un chirurgien de son village
avait prêté les œuvres de Dessault, savait par cœur tout
ce que ce chirurgien célèbre avait écrit sur la taille ;

aussi ne voulut-il jamais se soumettre à cette opéra
tion. *Il aimait mieux,* disait-il, *mille fois mourir.*

» Ses souffrances continuelles prirent beaucoup d'intensité ; sa constitution, primitivement forte, vigoureuse, fut détériorée. Au mois de décembre 1826,
Léglise vint me consulter : obligé de satisfaire à tout
moment le besoin de rendre ses urines, elles sortaient
en petite quantité, et laissaient déposer beaucoup de
mucosités très-épaisses, mêlées à une matière purulente,
exhalant une odeur ammoniacale très-prononcée. Il
avait souvent la fièvre, il avait perdu le sommeil et
l'appétit ; les digestions étaient laborieuses (il usait
d'une nourriture commune). Ce malade portait deux
hernies inguinales volumineuses.

» Cet état et son âge avancé me firent rejeter le
procédé de la lithotritie. Je lui proposai l'opération
de la taille, qu'il refusa opiniâtrement, en s'étayant
toujours des opinions de Dessault, qu'il avait mal éla-
borées dans son esprit, et qu'il rendait encore plus
mal dans son langage villageois.

» J'avais entièrement oublié ce malade, lorsqu'un
jour il vint me supplier, et avec la plus vive instance,
de l'opérer par le nouveau procédé. On l'avait assuré,
disait-il, que je pourrais le guérir si je le voulais. Je
lui représentai sagement les motifs qui m'obligeaient
à m'abstenir d'entreprendre sa cure ; il m'écouta et
n'en persista pas moins dans ses résolutions et ses ins-
tances. Désireux de mettre à profit l'opiniâtreté avec
laquelle ce malade implorait l'opération de la lithotritie, dans un cas où la gravité des circonstances en
condamnait évidemment l'emploi, je m'apprêtai à agir
avec beaucoup de prudence.

» Après la préparation ordinaire, qui ne présenta rien de particulier, je procédai au brisement de la pierre en janvier 1827. Quatre séances suffirent pour détruire le calcul.

» A ces séances assistèrent Messieurs les docteurs Grateloup, Bourges, Burguet, Antonni, Bertet, Boutin, Lartigues, pharmacien, président annuel de la société royale de médecine de Bordeaux ; de Lagatinerie, commissaire de la marine royale ; Courtade, professeur émérite , et Doat, élève en médecine, mon aide.

» Jean Léglise a vécu plusieurs années après son opération ; il a succombé, m'a-t-il été rapporté, à une maladie étrangère à une affection de la vessie. »

DEUXIÈME OBSERVATION.

Lithotritie. — 60 *ans*. — *Plusieurs calculs*. —
14 *Séances*. — *Guérison*.

« M. ANGAUT, charpentier de haut-bord, demeurant à Labastide, faubourg de Bordeaux, âgé de 60 ans, d'un tempérament sanguin, d'une constitution forte et vigoureuse, était atteint, depuis quelques années, d'une affection des voies urinaires pour laquelle il vint me consulter. D'après les signes que ce malade présentait, je soupçonnai un corps étranger dans la vessie. Le cathétérisme confirma en effet mon diagnostic.

» Dans le mois de juillet 1827, je l'opérai de la pierre par la lithotritie rectiligne ; il fut parfaitement guéri de ses calculs ; il en récélait plusieurs de nature très-dense. Quatorze séances furent nécessaires pour ramener le malade à un état de guérison. J'employai la lithotritie rectiligne, et on sait, ainsi que je l'ai déjà fait observer précédemment, que ce procédé était plus défectueux que ceux que nous employons aujourd'hui.

» Ont assisté aux différentes séances que cette cure a nécessitées : MM. les docteurs Nouvel fils, Bonnet, Perrin, Poujet, Paillou, d'Oliveyra, Bouché de Vitrai, Chansarel, Grateloup, Blondeau, médecin de la maison de détention de Cadillac ; Ducasse, Vénot, Pujos, Cazenave, Laurent, médecin militaire ; Catherineau, le professeur Delpech, de Montpellier ; Juge, Guimard, pharmacien, Vezian, Dodejos, élèves en médecine ; Belin, pharmacien ; Ravezie, négociant]; le chevalier de la Borde, officier de la marine royale ; de Lamouroux, avocat ; Jacques Arago, homme de lettres ; Taigni, jeune artiste. »

TROISIÈME OBSERVATION.

Lithotritie. — 78 ans. — Calculs friables. — 2 Séances. — Guérison.

« M. Dupuis, de Bordeaux, âgé de 78 ans, demeurant au chemin de Bayonne, n°. 38, d'un tempérament nervoso-sanguin, d'une bonne constitution, exempt de cette foule d'infirmités attributs ordinaires de la vieillesse, rendait, par le canal de l'urêthre, depuis environ cinq ans, à l'époque où il me consulta, des graviers de forme sphérique, de la grosseur de petits pois. Il y avait trois ans qu'il éprouvait les symptômes pathognomoniques de la présence d'une pierre dans la vessie. Il ne fut point sondé, se contenta de vivre de régime et d'éviter toutes les causes qui auraient pu augmenter ses souffrances.

» Dans le mois d'août 1828, M. Dupuis réclama mes soins. J'explorai la vessie, et constatai la présence de la pierre.

» Le 16 septembre, je procédai à l'opération de la lithotritie rectiligne, en présence de MM. les docteurs Bouché de Vitrai, Saint-Martin et Nouvel fils ; deux séances suffirent pour détruire le calcul qui fut expulsé en gros détritus.

» Mes honorables amis, M. Lordat, doyen de la faculté de médecine de Montpellier, et le Docteur Kunnoltz, bibliothécaire de la même faculté, de passage à cette époque à Bordeaux, désirèrent visiter le malade, et furent très-satisfaits de son état de guérison.

QUATRIÈME OBSERVATION.

Lithotritie opérée sur une femme. — 74 ans. — Calculs multiples. — 2 Séances. — Guérison.

« MARIE BOYER, âgée de 76 ans, du village de Bègles, près de Bordeaux, avait toujours joui d'une bonne constitution, et n'avait jamais été malade jusqu'à l'âge de 74 ans. A cette époque (1824) elle fut atteinte de la gravelle. Jusqu'en 1826 elle avait rendu une trentaine de calculs, du volume de grosses fèves, dont l'expulsion avait été chaque fois très-douloureuse. Au mois de novembre 1826, la malade se trouvant très-souffrante, deux dames de sa connaissance me prièrent de la visiter ; elle était atteinte d'un catarrhe vésical qui fournissait des mucosités très-abondantes, très-épaisses. La continuité des douleurs avait détérioré ses forces. Le cathétérisme me fit reconnaître l'existence de plusieurs pierres dans la vessie : le canal de l'urêthre m'ayant paru très-large, je procédai sur-le-champ à l'opération de la lithotritie. Je saisi plusieurs calculs, que j'attaquai, soit au moyen de l'arc, soit en fesant agir le foret avec la main seule. Cette première séance, qui ne dura que huit minutes, eut pour résultat beaucoup de détritus, en gros morceaux; la seconde opération eut lieu cinq jours après la première, dura moins et eut des résultats aussi heureux. A la suite de cette dernière, la malade se trouva entièrement débarrassée des corps étrangers qu'elle portait dans la vessie. » (1).

CINQUIÈME OBSERVATION.

Lithotritie. — *45 ans.* — *4 Séances.* —
Guérison.

Le malade qui fait le sujet de l'observation suivante, s'est présenté chez moi sous les auspices d'un homme aussi aimé, aussi vénéré, par ses concitoyens qu'il comble de bienfaits, qu'il fut redouté des ennemis de la France ; c'est presque avoir nommé M. le lieutenant-général comte Harispe, pair de France, et commandant en chef de l'armée d'observation des Basses-Pyrenées.

M. OILLARBURRU, maire de la commune de la Carre, près de Saint-Jean-Pied-de-Port, département des Basses-Pyrénées, âgé de 45 ans, d'un tempérament bilioso-sanguin, de taille moyenne, bien constitué, n'avait jamais éprouvé de maladies graves, et personne

---

(1) Les quatre observations précédentes sont extraites de mon *Manuel-pratique de la lithotritie,* etc.

de sa famille n'avait été atteint de l'affection calculeuse.

Il y avait environ six ans que M. Oillarburru
avait éprouvé, pour la première fois, des symptômes de
la présence d'un corps étranger dans la vessie. Malgré cet état, il ne cessa point de vaquer à ses affaires,
jetant un regard d'indifférence sur ce qu'il éprouvait
de temps en temps. Il survint des circonstances dans
lesquelles la continuité de ces phénomènes suggérè-
rent au malade l'idée qu'il devait être atteint de la
pierre. M. le docteur Darrieux, qui exerce avec dis-
tinction la médecine à Saint-Jean-Pied-de Port, fut appelé ; il le sonda et constata la présence du calcul. Ce
médecin m'écrivit pour me demander si je voulais me
charger du traitement de ce calculeux. D'après ma réponse affirmative, M. Oillarburru se rendit à Bordeaux
dans les premiers jours du mois de mai 1829.

Le 9 mai, je procédai à la première séance de lithotritie ; le malade s'était rendu dans mon cabinet,
de même que pour les séances subséquentes. A la
quatrième de ces séances, faites à quelques jours
d'intervalle les unes des autres, le corps étranger fut
complètement détruit, expulsé, et M. Oillarburru rendu
à la santé.

M. Escotégui, son parent, qui l'avait accompagné
pour lui prodiguer les soins de la plus tendre affection , MM. les docteurs Soulé, Nouvel fils, Martin, Ber-
mont, Labayle, Boutin , et MM. de Gombaut, officier ;
Fozembas, Lahens, Evariste Manès, capitaine de navire
de notre port, Durat-Lassale, avocat, et Chantelat-Rou-
dez, pharmacien, ont été témoins oculaires de cette
opération.

Depuis cette époque jusqu'à ce jour, M. Oillarburru n'a cessé de jouir de la plus belle santé (1).

CINQUIÈME OBSERVATION.

Lithotritie. — 66 ans. — 4 Séances. — Guérison.

M. Vieuse, charpentier, demeurant au cours Saint-Jean, au coin de la rue Peyronnet, âgé de 66 ans, d'un tempérament nervoso-sanguin, souffrait depuis quelques années d'une affection des voies urinaires, pour laquelle il avait pris divers conseils.

La continuité de ses souffrances l'obligea à venir me trouver, dans les premiers jours du mois de novembre 1830 ; il avait reçu de M. Angaut tous les détails relatifs à l'opération de lithotritie que j'avais pratiquée à ce dernier au mois de juillet 1827.

Je sondai le malade et le reconnus atteint de la pierre. Le 25 du même mois, je le soumis à l'opération du broiement, que je renouvelai le 1er, le 6 et le 13 du mois de décembre suivant ; il fut complètement guéri.

M. Guichenet, médecin-vétérinaire du département de la Gironde, fut témoin de cette opération.

M. Vieuse est mort quelques années après sa guérison, d'une maladie étrangère aux voies urinaires.

SIXIÈME OBSERVATION.

Lithotritie. — 59 ans. — Plusieurs calculs. — 4 Séances. — Guérison.

M. Moncaup, de Tarbes, âgé de 59 ans, lieutenant-

(1) Extrait d'une brochure que j'ai publiée en 1830. Bordeaux.

colonel retraité, officier de la légion d'honneur, d'un tempérament éminemment sanguin, d'une très-forte complexion, avait passé aux armées une grande partie de sa vie ; il était rhumatisé, avait reçu des blessures graves, et se plaignait, depuis quelque temps, d'un dérangement dans les fonctions des voies urinaires. Il consulta M. le docteur Duplan, de Tarbes, qui le sonda et le reconnut atteint de la pierre.

Ce médecin me fit l'honneur de m'écrire pour me proposer de faire l'opération de la lithotritie à M. Moncaup. D'après ma réponse, le malade se rendit à Bordeaux dans les premiers jours du mois de novembre 1830 ; il me fut recommandé d'une manière particulière par son ami M. Dintrans, député du département des Hautes-Pyrénées, aujourd'hui intendant militaire à Bordeaux.

Après les préparations nécessaires, le malade fut soumis à la première séance de lithotritie, le 25 novembre. Les séances furent répétées le 3, le 6, le 11 et le 13 décembre, et M. Moncaup fut débarrassé complètement de ses calculs.

Ce malade portait un grand nombre de gros graviers ; il suffisait de les diviser en deux ou trois parties pour être expulsés. Plusieurs de ces fragments s'arrêtèrent dans le canal de l'uréthre ; j'en favorisai chaque fois l'expulsion avec des instruments appropriés.

M. Moncaup retourna incessament chez lui très-bien portant. Dans plusieurs voyages que j'ai faits aux Pyrénées, je n'ai jamais manqué, en passant à Tarbes, d'aller visiter M. le lieutenaut-colonel ; il vit agréablement dans sa maison de campagne, peu distante

de la ville ; j'ai eu le plaisir de le trouver à chaque
visite dans le plus brillant état de santé, ne souffrant
jamais des organes urinaires.

HUITIÈME OBSERVATION.

Lithotritie. — *40 ans.* — *2 Séances.* —
Guérison.

M. DE VILLA-FLOR, de Bilbao, âgé d'environ 40 ans,
d'une faible constitution, d'un tempérament bilioso-
sanguin, avait déjà été guéri de la pierre à Paris
en 1827, où je l'avais vu opérer moi-même ; il se rendit d'Espagne à Bordeaux, pour me consulter, au
mois d'octobre 1833. Son esprit était dominé par la
crainte d'une récidive de la même maladie. L'appareil
des symptômes existants justifiait ses pressentiments.
En effet, je le sondai, et constatai la présence du
corps étranger. Deux courtes séances suffirent pour
rendre M. de Villa-Flor à la santé, et lui permettre
de retourner incessamment dans sa patrie. Ce malade,
qui avait pris pied à terre à l'hôtel des Colonies, rue Es-
prit-des-Lois, venait se faire opérer dans mon cabinet.

M. le docteur Sicard, et M. Soye, artiste distingué
de Bordeaux, ont vu opérer ce malade.

Au mois de septembre 1837, M. de Villa-Flor ayant
éprouvé de nouvelles difficultés dans l'émission des
urines, fut frappé de terreur et vint de nouveau en
toute hâte, pour prendre mes conseils. L'exploration
la plus minutieuse me laissa la conviction qu'il n'existait aucune trace de corps étranger dans la vessie. Il
repartit de suite, après avoir recouvré la sécurité la
plus complète.

NEUVIÈME OBSERVATION.

*70 ans. — Calcul arrêté dans l'urêthre pendant
6 ans. — Extraction. — Guérison.*

Les troubles de la guerre civile survenus en Espagne forcèrent, au mois de septembre 1834, une famille
de Bilbao à quitter le sol natal pour venir se réfugier
à Bayonne. Le père de cette famille, âgé de 70 ans,
d'un tempérament lymphatique, avait l'extrémité pelvienne gauche atrophiée, et ankilosée au genou, par
suite de l'invasion d'une tumeur blanche. Depuis environ six ans, il éprouvait de grandes difficultés dans
l'émission des urines, qu'il ne rendait que par un
très-petit jet, et quelquefois goutte à goutte. Un médecin recommandable fut consulté à Bayonne ; pensant
que l'ischurie était occasionnée par une coarctation du
canal de l'urêthre, il appliqua le caustique quinze à
vingt fois, selon la méthode de Ducamp, sur l'obstacle, qui ne céda point. Il fut alors arrêté que ce
malade viendrait à Bordeaux pour recevoir mes soins.

Au mois de novembre 1834, M***, accompagné de
sa famille, se rendit à Bordeaux et se logea rue de la
Petite-Intendance, n°. 11.

Je fus appelé auprès du malade, j'écoutai l'exposé
de sa maladie et du traitement qui avait été appliqué
sans succès à Bayonne. Voulant m'éclairer sur l'état
du canal, j'introduisis avec lenteur une algalie d'argent d'un faible calibre. J'éprouvai la sensation qu'op-
posait à ma sonde la résistance d'un corps dur ; je la
retirai un peu en arrière, en tendant le pénis le long
de l'instrument ; j'avançai de nouveau l'algalie qui me

donna, d'une manière fort distincte, le phénomène de
la collision. J'en [fus surpris. Je pratiquai plusieurs
fois la même manœuvre, et j'acquis la conviction intime qu'il existait une pierre dans le canal, placée plus
loin que la courbure, entre le col et la portion membraneuse. Je fus à sa rencontre avec la sonde de Hunter ; je la saisis aussitôt, et je la menai au dehors.
Arrivés à la fosse naviculaire, les mors de la pince lâ-
chèrent prise. On sait que le méat urinaire a un plus
petit diamètre, et se trouve moins élastique que le reste
du canal. J'incisai cette extrémité, et au moyen d'une
pince à pansement, j'achevai l'extraction du calcul.

Cette opération fut douloureuse. Le trajet de la
pierre dans l'urêthre, emmenée de force par l'instrument, détermina une vive souffrance. Soudain que le
canal fut libre, le jet de l'urine prit son volume ordinaire. Le repos, quelques bains et la diète envayèrent
le développement des phénomènes inflammatoires, et
M*** fut guéri en quelques jours.

La pierre extraite était de forme oblongue, du volume d'une fève. Chose particulière et remarquable !
comme elle remplissait en entier le diamètre du canal, la nature s'était ménagé un petit sillon sur une
de ses surfaces, pour laisser écouler les urines.

M*** repartit avec sa famille pour habiter Bayonne,
où j'ai eu le plaisir de le voir plus tard (1).

----

(1) Bien que chez le malade qui fait le sujet de cette observation,
je n'aie pas brisé la pierre, toutefois j'ai rangé sa cure parmi les
lithotripsies, puisqu'il a été débarrassé d'un calcul par le canal
de l'urêthre au moyen d'instruments dont la forme ressemble
beaucoup à ceux qui servent pour le broiement.

DIXIÈME OBSERVATION.

Lithotripsie. — 35 *ans.* — *Petit calcul.* —
1 *Séance.* — *Guérison.*

Le fait suivant a été accompli d'une manière inopinée, imprévue ; je le consigne ici comme un résultat curieux et exceptionnnel.

Dans les premiers jours du mois de mars 1835, un
individu âgé d'environ trente à trente-cinq ans, s'a-
dressa à M. Lépine, pharmacien, afin que ce dernier
lui vendît des remèdes pour se guérir d'une incommodité de la vessie. M. Lépine lui répondit fort prudem-
ment de s'adresser à un médecin qui déterminerait la
nature de sa maladie, et lui prescrirait le traitement
convenable ; qu'ensuite on lui fournirait les remèdes
selon l'ordonnance. Dans la même matinée, ce malade
vint me consulter. Après l'avoir écouté, je formulai
mon opinion sur la présence d'un corps étranger dans
la vessie. Je lui demandai s'il voulait supporter une
exploration ; il répondit affirmativement ; toutefois,
ajouta-t-il, je dois vous faire observer, monsieur le
docteur, que, dans quelques jours, il me faut partir
pour le Mexique, sur le navire *le Vulcain,* en dérive
dans ce moment. J'exhortais alors ce monsieur à faire
son voyage dans l'état où il se trouvait, et à ne point
provoquer un examen qui nous laisserait des regrets
à tous deux, s'il venait à découvrir la véritable cause
de sa maladie. Il insista ; je refusai ; il insista encore ;
je dus céder. Le malade fut couché soudain sur un
canapé ; une injection d'eau tiède fut faite dans la
vessie afin de pratiquer le cathétérisme. Un calcul de

la grosseur d'une noisette fut rencontré par la sonde. Le désir d'être utile à un homme qui allait emporter avec lui un ennemi redoutable, dans des pays lointains, me fit substituer au même moment mon lithontripteur à l'algalie, pour essayer la lithotripsie. Je saisis d'amblée la pierre, que j'écrasai ; je la repris et la morcelai quatre fois consécutives. Déjà elle n'existait plus qu'en détritus, que le malade rendit à ma vue, dans mon cabinet. Au fur et à mesure que les morceaux du calcul tombaient dans le vase, il était stupéfait ; ma surprise égalait la sienne ; il ne m'était jamais arrivé d'attaquer une pierre *ex-abrupto,* et sans préparation aucune.

Ce succès inattendu, et le service qui s'y rattachait m'avait rendu heureux. Il fesait fort mauvais temps ce jour-là ; il importait de prévenir les accidents consécutifs. J'offris de faire approcher une voiture pour transporter le malade dans son logement ; il refusa, prétendant qu'il s'en retournerait à pied, puisqu'il ne souffrait point. Je lui prescrivis de prendre un bain dans sa chambre ; d'y rester deux heures ; de faire usage de quelques boissons diurétique, tempérante, adoucissante, de garder la diète. Je pris son adresse qu'il me donna rue Fondaudège, n⁰. 19, promettant d'aller le trouver vers les quatre heures du soir. Cette adresse était fausse, Je ne pus le rejoindre ; il quitta même notre ville sans être retourné me visiter. C'est ainsi que, dans l'exercice des grandes professions, l'ingratitude est trop souvent à côté du bienfait. J'appris plus tard, par deux pères de famille qui avaient accompagné leurs enfants à bord du même navire, allant en Amérique, que ce Mr. S. racontait plaisamment la manière imprévue dont il avait été guéri de la pierre, quelques jours auparavant.

Le lecteur appréciera les raisons qui m'ont fait abstenir de livrer à la publicité le nom de cet individu, si toutefois le nom qu'il m'a donné n'est point controuvé, comme l'adresse de la rue Fondaudége.

ONZIÈME OBSERVATION.

Lithotripsie. — *68 ans.* — *4 Séances.* —
*Guéri*son.

La lithotripsie et la lithotomie, tout en débarrassant avec bonheur un malade actuellement atteint de la pierre, n'ont point le privilége de détruire cette disposition que quelques individus conservent, après leur guérison, pour la secrétion des mêmes éléments lithiques.. Cette reproduction dépend d'une modification intime et occulte des organes secréteurs, ou de la qualité des liquides secrétés. L'état actuel de nos connaissances n'a pu encore pénétrer ce mystère, et peut-être ne le pénétrera-t-elle jamais. Ainsi, bien qu'un malade ait été parfaitement guéri, par les secours de l'art, de tous les accidents que peut occasionner la présence d'un calcul dans la vessie, cette guérison de la maladie locale, ne s'accompagne pas toujours de l'extinction complète de la *diathèse lithique;* l'expérience a déjà justifié cette assertion ; plusieurs faits consignés dans ce mémoire viendront l'étayer.

En 1827, M. Angaut fut guéri d'une affection calculeuse, comme le justifie l'observation deuxième (page 19). A la suite de cette guérison, sa santé devint bonne, il put reprendre ses occupations habituelles. Toutefois, n'ayant jamais perdu de vue ce sujet, j'ai observé que les éléments lithiques continuaient à être secrétés avec les urines. On voyait tous les jours, dans le fond du vase, après le repos de ce liquide, un sédiment briqueté, tantôt sous forme de poussière, tantôt sous formes de petits graviers d'acide rosacique, de la grosseur d'une tête d'épingle ; d'autre fois il rendait de petites gravelles. Enfin, au mois de juin 1835, il vint me trouver ; il se plaignait de douleurs à l'extrémité de la verge, comme autrefois, après l'émission de l'urine. Je le sondai et le trouvai atteint d'un nouveau calcul. Dans le même mois de juin, et au mois de juillet suivant, je l'opérai par la lithotripsie ; en quatre séances le corps étranger fut entièrement détruit.

Dans le courant de cette année 1838, il a rendu de nouveaux graviers. Aujourd'hui, Angaut est âgé de 68 ans, est infirme, ne peut marcher que difficilement avec des béquilles, parce que les membres inférieurs sont perclus par suite d'une affection rhumatismale chronique. Ce qui ne l'empêche pas de jouir d'un embonpoint le plus satisfaisant.

DOUZIÈME OBSERVATION.

Lithotripsie. — 34 ans. — Petite pierre. —
2 Séances. — Guérison.

Voici une belle cure qui a été opérée sur un médecin, M. le docteur Lemarchand, résidant à Bordeaux. Je le laisse parler lui-même :

« Je suis né à Maurice (île de France), et j'ai déjà » atteint l'âge de 34 ans. Mon tempérament est ner-

» voso-sanguin. Depuis l'âge de 13 ans, j'ai eu à
» supporter des attaques de néphrite-graveleuse, ac-
» compagnées souvent d'hématurie.

» J'ai quitté Maurice en 1819, pour venir en France
» étudier la médecine. Pendant huit ans que j'ai resté
» éloigné de mon pays natal, je n'ai éprouvé qu'une
» seule attaque de colique néphrétique, peu de temps
» après mon arrivée en Europe ; l'hématurie n'a jamais
» reparu ; j'ai dû attribuer cette heureuse modification
» survenue dans mon organisme à l'influence d'un au-
» tre climat.

» Je retournai à l'île Maurice, après avoir reçu
» mon doctorat à Paris, en 1826. A peine arrivé dans
» l'Inde, je fus atteint de nouveau de douleurs né-
» phrétiques. Les récidives devinrent si fréquentes,
» que je fus dans la nécessité, pour éviter une fin
» prochaine, de penser à abandonner de nouveau la
» colonie, afin de venir en France chercher la santé.

» Arrivé à Bordeaux dans le mois de mai 1835, j'y
» restai une vingtaine de jours avant de me rendre à
» Paris. En revenant de la capitale, à la fin de juin,
» les cahots de la voiture irritèrent tellement ma ves-
» sie, que je crus devoir rapporter l'invasion de ces
» phénomènes à la présence de quelque corps étran-
» ger recélé dans cet organe. Toutefois, le repos, des
» bains, des boissons émollientes, et un régime con-
« venable, dissipèrent mes soupçons ; je jouis ensuite
» du calme pendant plusieurs mois.

» En avril 1836, je fis une promenade à Gradignan,
» à deux lieues de Bordeaux. En descendant de voi-
» ture, je rendis des urines en petite quantité ; leur
» émission fut suivie d'un sentiment d'ardeur qui par-

» tait du col et se propageait le long du canal de l'u-
» rèthre jusqu'à la fosse naviculaire. Cette première
» sensation fut remplacée par un chatouillement très-
» incommode déterminé au gland. Les jours suivants,
» les mêmes symptômes se reproduisirent ; quelque-
» fois le jet de l'urine était interrompu brusquement ;
» et lorsque je portais, avec précipitation, le tronc en
» avant, alors j'éprouvais la sensation d'un corps étran-
» ger qui venait heurter contre le col de la vessie.
» Les urines étaient troubles, déposant au fond du
» vase, après le refroidissement, une quantité de mu-
» cosité.

» Ma conviction était presque entière, je me croyais
» atteint d'un calcul ; néanmoins le cathétérisme seul
» devait justifier cette prévention.

» Le 19 mai, je réclamai l'assistance de mon con-
» frère le docteur Bancal ; sa grande expérience dans
» ces sortes d'affections devait naturellement fixer mon
» choix, au milieu de tant d'autres habiles médecins.
» Le lendemain, il me sonda ; il constata la présence
» du calcul. A l'instant, je plaçai l'espérance de mon
» salut dans la lithotripsie ; je savais que M. Bancal
» pratiquait cette opération aussi bien, aussi habile-
» ment que qui que ce fût. Incessament je commençai
« la préparation nécessaire.

» Le 29 mai, à huit heures du matin, la première
» séance eut lieu : elle dura à peine deux minutes ; le
» calcul fut saisi et écrasé cinq fois. Aussitôt l'instru-
» ment retiré de la vessie, j'expulsai avec facilité tous
» les détritus ou débris de la pierre. A l'issue de l'opéra-
» tion je pris un bain général ; pendant le reste de la

» journée je fus dans le calme le plus parfait, et jouis
» d'une entière liberté de corps et d'esprit.

» La deuxième séance fut faite le 2 juin suivant ;
» elle dura trois minutes. Tous les fragments restants
» furent saisis, brisés, et tout aussitôt expulsés avec
» l'injection et les urines. Dès le lendemain, je n'é-
» prouvais plus aucun symptôme qui annonçât quel-
» que reste du corps étranger. Depuis ce moment, je
» me trouvai dans les conditions de la santé.

» Pour l'acquit de sa conscience, le docteur Bancal
» me demanda de faire une dernière exploration,
» que du reste je regardai comme inutile : elle eut lieu
» le 8 juin, et confirma ma guérison complète.

» MM. les docteurs Lemarchand, mon père, Bonnet,
» Carrié, Nouvel, Gergerès, d'Olyveira, de Bordeaux,
» voulurent bien assister à mon opération.

» Bordeaux, le 30 juin 1836.

» NUMA LEMARCHAND, D. M. P.

» P. S. Il y a déjà deux ans et demi que j'ai été
» opéré de la pierre ; ma santé a été toujours dans
» un état normal depuis cette époque.

» Bordeaux, le 30 septembre 1838.

» NUMA LEMARCHAND, D. M. P. »

TREIZIÈME OBSERVATION.

Lithotripsie. — 70 ans. — 8 Séances. —
Guérison.

M. C.... de Toulouse, imprimeur, propriétaire, ancien officier de cavalerie, âgé de 70 ans, d'un tempé-

rament bilioso-sanguin, d'un caractère fort irritable,
avait rendu de petits graviers avec l'émission des urines, quelques années avant d'avoir été reconnu atteint
de la pierre. Son attention ne s'était point arrêtée à
cette circonstance, qui dénotait déjà chez lui l'existence de la diathèse lithique. Plus tard, ayant éprouvé
quelques incommodités du côté des voies urinaires, il
réclama les conseils de MM. les docteurs Viguerie et
Rollan, de Toulouse, qui le sondèrent et le déclarèrent
atteint de la pierre.

Au mois de juin 1836, se rendant à Paris pour se
faire opérer de la lithotripsie, M. C.... tomba malade
à Bordeaux, par suite de la fatigue occasionnée par
les cahots de la diligence.

Je fus appelé auprès de lui, et le soumis à un traitement, afin de dissiper l'irritation locale. Je le sondai ensuite pour m'assurer de la présence du calcul,
et, le 13 juin, je fus en mesure de commencer la première séance de lithotripsie. L'espoir d'être prochainement débarrassé de ses souffrances donnait de l'é-
nergie à M. C....; il supporta l'opération avec courage.
La pierre fut plusieurs fois saisie et morcelée pendant
trois minutes que dura la séance ; le malade expulsa
ensuite de forts gros détritus. Il resta calme et tranquille durant la journée et la nuit suivante ; il ne survint point de fièvre de réaction.

L'opération fut continuée le 15, le 23, le 29 juin,
le 4, le 21, le 24 et le 27 juillet. M. C.... fut parfaitement guéri d'un calcul fort gros et d'une densité
remarquable. Il retourna à Toulouse très-bien portant
et très-satisfait.

MM. les docteurs Canihac, Nouvel fils, Corantin

Pujos, Lemarchand, Gassaud, médecin de l'hopital militaire ; M. Sonnier, négociant, assistèrent aux différentes séances de cette opération.

QUATORZIÈME OBSERVATION.

Lithotripsie. — 72 ans. — Rétrécissement du canal
de l'uréthre. — Pierre. — 1 Séance. — Guérison.

Le chirurgien qui fait le sujet de l'observation suivante arrivait des grandes Indes dans un état de cruelles souffrances. Du moment qu'il fut descendu à
terre, il se rendit chez moi pour prendre mes conseils ;
je lui fis subir un traitement convenable, qni le gué-
rit. Je consigne ici le rapport qu'il a fait de sa cure ;
il a bien voulu me l'adresser :

« Je suis âgé de 72 ans ; j'ai toujours joui d'une
» bonne santé, sauf les petits accidents qui arrivent
» d'ordinaire dans la jeunesse...... Je suis d'une bonne
» constitution ; mon tempérament est bilioso-sanguin.
» J'ai été de bonne heure livré à l'étude de la médecine.
» Il y a 40 ans que j'ai commencé à naviguer comme
» chirurgien de marine. J'ai fait de nombreux voyages
» dans presque toutes les parties du monde.
» De 1835 à 36 je fus à Bombai sur le navire *le*
» *Malabar*, capitaine Lartigue. En revenant en Europe,
» en 1836, je fus atteint d'une rétention d'urine qui
» manqua mettre fin à mes jours, par la gravité des
» accidents, et ensuite par la privation de tout se-
» cours, ne pouvant point me sonder moi-même. Cet
» état affreux d'angoisses et de tourments dura
» cinq à six mois : il résultait d'un rétrécissement du

» canal de l'urélhre survenu depuis longues années,
» et de la maladie de la vessie qui en était la con-
» séquence.

» Arrivé à Bordeanx, la haute réputation de M. le
» docteur Bancal m'attira vers lui pour lui demander
» des conseils. Ce médecin s'enquit avec le plus grand
» soin des causes de ma maladie ; il m'explora avec
» son habileté ordinaire, et reconnut une coarctation
» fort prolongée vers la partie membraneuse de l'urê-
» thre. Le lendemain, il commença mon traitement.

» Lorsque le canal eut été porté à son diamètre
» naturel, par le secours de la cautérisation et de la
» dilatation, M. le docteur Bancal introduisit une
» algalie d'argent, et il reconnut que j'étais atteint
» de la pierre. Le traitement qu'avait nécessité la
» maladie uréthrale avait déjà formé la préparation
» nécessaire à l'introduction des instruments lithon-
» tripteurs ; c'est pourquoi M. Bancal m'opéra inces-
» samment par la lithotripsie.

» Le 13 juin, en présence de MM. les docleurs
» Bonnet, Nouvel et Lemarchand, M. Bancal fit arriver
» dans la vessie l'instrument qu'il a si heureuse-
» ment modifié pour cette opération. La pierre fut
» saisie d'emblée et brisée. Je ressentis peu de dou-
» leurs. Les morceaux furent saisis de nouveau et
» écrasés à leur tour. Cette séance ne dura que deux
» ou trois minutes, à la suite de laquelle je rendis
» beaucoup de détritus, soit en poussière, soit en mor-
» ceaux dn volume d'un pois. Dès le même jour je n'é-
» prouvai plus aucun signe du corps étranger dans
» ma vessie. Un traitement approprié me fut adminis-
» tré ; je gardai le repos ; et, quelques jours après, je

» pus vaquer à mes affaires, me trouvant dans un état
» normal.

» Une ophthalmie fort grave vint m'affliger : elle me
» retint pendant un mois dans mon appartement. Du-
» rant ce temps, M. Bancal ne voulut point porter
» d'instrument dans la vessie. Cette maladie ayant été
» combattue, le 12 juillet il m'explora de nouveau
» en présence de M. le docteur Lemarchand, ·
» opéré lui-même heureusement de la pierre quelque
» temps auparavant ; et quelles que fussent les re-
» cherches, on ne trouva aucune trace du corps étran-
» ger dans le réservoir urinaire. Quelle joie, quel
» bonheur pour moi !!!

» Peu de temps après, je suis parti pour aller à
» Calcutta, sur le navire *la Gabrielle,* capitaine Guéhé-
» neuc. Pendant ce voyage, qui a duré 22 mois, j'ai
» toujours joui de la meilleure santé ; je ne me suis
» jamais ressenti d'aucune incommodité du côté des
» fonctions urinaires.

» Bordeaux, le 1er octobre 1838.

» BEC-BEC, *chirurgien de marine.* »

QUINZIÈME OBSERVATION.

Lithotripsie. — *70 ans.* — *8 Séances.* —
Guérison.

Dans les premiers jours du mois de septembre
1836, je fus appelé dans le département des Landes,
près de Mont-de-Marsan, pour opérer d'un cancer un
propriétaire de cette contrée. En passant dans cette
ville pour faire une visite à mon honorable ami, M.

Dufau, médecin fort distingué et fort recommandable, ce dernier désira avoir mon opinion sur la nature d'une affection des voies urinaires qu'il soignait chez M. Rougier, directeur de l'enregistrement de ce département, âgé de 70 ans. Nous nous réunîmes en consultation chez ce malade, qu'une goutte impitoyable tenait depuis long-temps dans le lit. M. Dufau avait déjà pressenti qu'il pourrait y avoir un corps étranger dans la vessie, d'après les symptômes existants; mais il fallait que le cathétérisme vînt éclairer ce diagnostic, ce qui eût lieu à l'instant même. J'introduisis une sonde, elle détermina la présence d'un gros calcul.

Dans le milieu du mois d'octobre suivant, M. Rougier partit pour Bordeaux, dans l'état le plus déplorable ; bien que venu dans sa voiture, à petites journées, il manqua périr en route. M. Dufau, en m'écrivant sur le compte de M. Rougier, me mandait qu'il m'adressait un malade qu'il n'espérait point voir retourner dans sa ville, tant il le considérait en danger.

M. Rougier arriva à Bordeaux le 12 octobre, et prit un logement à l'hôtel de Toulouse, rue Porte-Dijeaux ; il était dans un état de marasme, exténué de fatigue ; il avait perdu le sommeil et l'appétit ; il rendait des urines chargées d'une grande quantité de mucosités fort épaisses, mêlées de pus, exhalant une odeur ammoniacale très-prononcée ; leur émission provoquait les douleurs les plus cuisantes.

Après quelques jours de repos, je commençai avec beaucoup de ménagement la préparation du canal de l'urêthre.

Le 22, je pus entreprendre la lithotripsie. La pierre,

quoique fort grosse, fut saisie d'emblée et réduite en plusieurs fragments qui furent tour-à-tour attaqués. Cette séance, que le malade redoutait beaucoup, ne dura que quelques minutes, et eut pour résultat l'expulsion de beaucoup de détritus ; elle fut suivie d'une réaction fébrile éphémère. La vue des débris de la pierre réveilla le courage du malade, et lui inspira une énergie qu'il conserva jusqu'à la fin de la cure. Huit séances furent nécessaires pour débarrasser en entier cette vessie en si mauvais état. Elles eurent lieu le 27 octobre, le 8 , le 15, le 20, le 27 novembre, le 3 et le 10 décembre. Le 13, une dernière exploration confirma la guérison complète. Excepté la première, aucune de ces séances n'a été suivie de fièvre.

M. Rougier reprit des forces, et marcha vers la santé de jour en jour ; il resta quelque temps à Bordeaux, et se rendit ensuite à Mont-de-Marsan.

Au mois de juin 1837, j'ai revu M. Rougier à Saint-Sauveur, où je l'avais engagé à se rendre pour faire usage des eaux minérales. Il était aussi bien que possible de sa vessie, au milieu de son état valétudinaire habituel.

MM. les docteurs Venot, Lemarchand, Nouvel fils, Desfages, Rousset, élève en médecine, mon aide, ont assisté à cette opération.

Je consigne ici un fait de pratique fort curieux, que la rencontre de M. Rougier à St.-Sauveur m'a procuré. La belle-fille de ce respectable vieillard l'avait accompagné, pour soumettre son jeune enfant, âgé de trois ou quatre ans, à l'usage des eaux minérales, contre une prétendue affection grave de poitrine, dont il était atteint, avec des suffocations imminentes pendant les nuits, lesquelles avaient nécessité divers traite-

ments. Tout d'abord, en examinant cet enfant, mon esprit ne put admettre qu'il existât une altération profonde des voies aériennes ; sa constitution était typi-
que ; l'expression de la santé s'annonçait sur sa belle
figure. L'attirant près de moi pour le placer entre
mes jambes, et lui faisant renverser un peu la tête, je
lui adressai cette question : Mon bon ami, aimes-tu le
sucre? L'enfant répondit affirmativement, comme on
doit s'y attendre. Et bien, si tu veux ouvrir largement
la bouche, je te mettrai un morceau de sucre sur la
langue. L'enfant obéit ; pendant que la bouche était
béante, deux grosses amygdales squireuses se présentèrent aussitôt dans l'arrière bouche ; par leur rap-
prochement elles fermaient le passage de l'air dans la
glotte. M'adressant alors à la mère, je lui dis : « Ma-
» dame, déjà j'ai été assez heureux pour guérir M.
» votre beau-père de la pierre ; si vous voulez me le
» permettre, je vais à l'instant guérir votre fils de la
» maladie qui vous tourmente tant l'esprit. » M. et
Mme. Rougier restèrent stupéfaits de ma proposition.
De suite mon domestique fut expédié à Luces pour
prendre mes instruments, laissés dans ma voiture. M.
le docteur Fabas, inspecteur des eaux minérales de St.-
Sauveur, me prêta son assistance pour tenir l'enfant ;
je fis soudain l'excision des amygdales ; il ne survint
d'accidents d'aucune nature ; il dormit toute la
nuit suivante. Le lendemain il courait dans les rues
comme s'il n'avait jamais été malade. Depuis ce moment jusqu'à ce jour, cette famille m'a mandé plusieurs
fois que leur enfant continuait de jouir de la plus
brillante santé.

Avant d'envoyer des enfants aux eaux minérales

pour cause de maladies, combien n'importe-t-il pas
que le médecin s'enquière, avec la plus scrupuleuse
attention, des causes occasionnelles de ces mêmes maladies ? différemment il peut lui arriver de commettre
de grandes erreurs.

SEIZIÈME OBSERVATION.

*Lithotripsie. — 37 ans. — Rétrécissement du canal de
l'uréthre. — Fistule périnéale. — Pierre. —
3 Séances. — Guérison.*

Monsieur de M..... propriétaire d'un département
voisin, âgé de 37 ans, d'une forte constitution, d'un
tempérament bilioso-sanguin, après avoir reçu sa
première éducation, fut envoyé à Paris pour y
étudier le droit. Pendant son séjour dans la capitale,
il jouit largement des plaisirs de cette ville, trop
souvent dangereuse pour la jeunesse. Il contracta
deux maladies syphiliques avec complication de
blennorrhagie, qu'il traita assez légèrement. Revenu
dans sa famille, lors des événements de 1830, il s'a-
donna à l'agriculture. Depuis 1828, époque à laquelle
il avait pris la dernière affection vénérienne, il éprouvait un peu de gêne dans l'émission des urines. La
coarctation du canal de l'uréthre prenant plus de développement de jour en jour il eut à essuyer plusieurs
fois des rétentions d'urine, surtout après l'exercice
prolongé du cheval, d'autres fois à la suite des plaisirs
de l'amour. En 1836, il survint une tumeur douloureuse au périnée, à un pouce au-devant de l'anus ; elle
abcéda et entretint consécutivement un trajet fistuleux
urinaire.

Mr. de M..... voulant contracter les liens du ma-

riage, désira au préalable rétablir sa santé ; il vint à
Bordeaux dans les premiers jours de janvier 1837,
pour réclamer mes soins. Il me mit dans toutes ses
confidences ; il exigea le secret de son séjour à Bordeaux.

L'exploration du canal me fit reconnaître un rétrécissement à cinq pouces et demi, se prolongeant le
long de la portion membraneuse. Je le traversai avec
beaucoup de difficulté, au moyen de sondes du plus
petit calibre. En trois jours néanmoins je parvins à
vaincre l'obstacle. Un traitement antiphlogistique énergique enraya les phénomènes inflammatoires que la
sur-excitation locale devait amener naturellement à la
suite de cette opération douloureuse. Je laissai à demeure une sonde de gomme élastique no. 8, afin que
les urines fussent expulsées par le secours de ce
canal artificiel. Dans l'espace de dix-huit jours,
le trajet fistuleux fut cicatrisé. J'explorai alors la vessie ; j'y rencontrai une pierre du volume d'un petit
marron. Je l'attaquai par la lithotripsie ; en trois séances le malade fut parfaitement guéri. Cinquante-
trois jours après, à dater de son arrivée, Mr. de M....
repartit de Bordeaux pour Paris dans un bon état
de santé. Deux mois après, il se maria, et j'ai su par
lui, qu'il était père d'un beau garçon, et qu'il jouissait
toujours de la bonne santé que mes soins lui avaient
fait recouvrer.

DIX-SEPTIÈME OBSERVATION.

Lithotripsie. — 52 ans. — Pierre friable. —
2 Séances. — Guérison.

Dans les premiers jours du mois de novembre 1836,

je fus appelé à Sarlat, en Périgord (Dordogne), pour opérer de la taille M. Fregère, vieillard octogénaire, auquel je fis l'extraction de dix calculs. A mon retour, je passai par Terrasson. Pendant les quelques heures que je restai dans cette ville, M. le docteur Margontier me présenta un de ses malades, M. Chanut, conducteur des diligences, souffrant depuis quelque temps d'une affection des voies urinaires. Ce dernier était âgé de 52 ans, d'une taille courte ; sa physionomie exprimait un état de souffrance ; il était d'un tempérament bilioso-sanguin. Pendant toute sa vie, il avait été actif, laborieux, sobre et d'habitudes régulières. Il n'avait jamais été malade.

Après que j'eus acquis ces données, je procédai au cathétérisme en présence de M. le docteur Margontier ; je constatai la présence d'un calcul dans la vessie.

Le 18 février 1837, M. Chanut se rendit à Bordeaux pour réclamer l'opération de la lithotripsie ; il se logea place Puypaulin, n°. 17. Après quelques jours de repos, je procédai à la préparation du canal de l'urèthre par l'introduction de quelques sondes de gomme élastique, et ensuite au broiement de la pierre. Deux séances suffirent pour débarrasser ce malade du corps étranger qui l'avait tant fait souffrir. Dans les derniers jours du mois de mars, M. Chanut retourna chez lui dans un état de santé, reprit peu de jours après ses services de diligence, et n'a jamais cessé de se bien porter.

MM. les docteurs Lemarchand père et fils, Carrié, Nouvel, furent témoins de cette opération.

Voici la lettre que M. le docteur Margontier me fit

l'honneur de m'écrire après que M. Chanut fut rendu à Terrasson.

« Terrasson, le 1er avril 1837.

» Bravo! cher docteur, bravo! Vous nous avez ren-
» voyé notre conducteur de diligence, la pierre dans
» la main ; je veux dire les débris de sa pierre, car il
» nous la montre brisée, triturée. Quoi! ce brillant
» résultat en deux séances? en deux tours de main?
» C'est en vérité par trop admirable! En moins d'un
» mois vous l'avez rendu à sa famille, qui vous bénit,
» tel qu'il était il y a deux ans, gai, frais, dispos et
» prêt à remonter sur son siége, et à rouler son grand
» chemin. Son enthousiasme pour la lithotripsie est
» tel qu'il répète à qui veut l'entendre, que, placé dans
» la cruelle alternative d'être atteint d'une fluxion
» de poitrine, ou d'avoir encore la pierre, il n'hésite-
» rait point d'opter pour cette dernière maladie. Il est
» vrai qu'il s'empresse toujours d'ajouter, et cela se
» conçoit sans peine : *pourvu que M. le docteur Ban-*
» *cal voulût m'opérer.*

» Allons, cher M. Bancal, allons, en voilà deux sur
» deux (1) ; c'est pour moi bien encourageant ; je vous
» en félicite dans toute la sincérité des sentiments que
» vous m'avez inspiré.

» Veuillez recevoir l'hommage de ma considération
» très-distinguée.

» MARGONTIER, D. M. »

---

(1) Voyez la quatrième observation de lithotomie.

DIX-HUITIÈME OBSERVATION.

Lithotripsie. — 64 ans. — 4 Séances. —
Guérison.

M^r. Vedrines, de Bergerac (Dordogne), âgé de 64 ans, d'une forte constitution, d'un tempérament sanguin, avait toujours joui d'une belle santé. Depuis trois ans environ, lorsqu'il fatiguait, ses urines devenaient rougeâtres et laissaient déposer des mucosités au fond du vase, et quelquefois un sédiment briqueté ; après leur émission, une douleur se faisait sentir au bout du gland ; elle se propageait le long du canal de l'urêthre. Cet état se continua long-temps sans empêcher tout-à-fait le malade de vaquer à ses affaires. Cependant, comme il fesait des progrès ; que la médication mise en usage ne l'avait point modifié ; que le cathétérisme exercé par un médecin au moyen d'une sonde de gomme élastique seulement, n'avait pas déterminé la présence d'un corps étranger, M. Vedrines prit le parti, d'après le conseil de ses médecins, de venir à Bordeaux, pour recevoir mes soins. Sa maladie l'avait déjà fait beaucoup souffrir ; à tout moment elle occasionnait des rétentions d'urine.

Le 18 juillet, M. Vedrines se mit en route dans une petite voiture mal suspendue ; ce qui ne contribua pas peu à lui rendre le voyage plus pénible. Il arriva à Bordeaux, le 20, dans un état très-souffrant. Après le repos nécessaire, le malade fut soumis au cathétérisme qui constata la présence de la pierre. Les moyens préparatoires pour l'opération furent mis en usage, et le 8 août je pus commencer la première séance de lithotripsie. Aussitôt que le lithontripteur eut été introduit dans la vessie, un calcul de dix-huit lignes de diamètre fut saisi d'emblée : la pierre même fut démolie. Plusieurs de ses fragments furent saisis de nouveau et écrasés. Cette première séance dura cinq minutes. Une réaction fébrile survint. Une large saignée, indiquée par l'élévation du pouls, et autorisée par la constitution robuste du malade, enraya le développement des phénomènes de l'irritation. Les bains, le repos, la diète secondèrent les effets de l'émission sanguine. Le calme universel se rétablit, et, le 11 du même mois, la deuxième séance eut lieu : elle fut aussi avantageuse que la première. Le 15 et le 18 je l'opérai de nouveau ; il fut parfaitement guéri.

Quelques jours après la dernière opération, M. Vedrines regagna ses foyers avec une joie difficile à décrire.

J'ai reçu plusieurs lettres de M. Vedrines ; dans toutes il m'annonçait qu'il continuait à se porter à merveille.

Les médecins qui ont assisté à cette opération, sont MM. Nouvel fils, Lemarchand, Lafaye et M. Rousset, élève en médecine, mon aide.

DIX-NEUVIÈME OBSERVATION.

Lithotripsie. — 77 ans. — 4 Séances. —
Calcul.—Guérison.

M^r. BIARNÉS, de Podensac, près de Bordeaux, âgé de 77 ans, d'un tempérament bilioso-sanguin, d'une bonne et forte constitution, avait toujours mené une vie très-laborieuse ; il n'avait jamais fait de grandes maladies. Arrivé à un âge fort avancé sans avoir éprouvé de grandes infirmités, il ressentait depuis deux ou trois ans quelque dérangement dans les fonctions des organes urinaires. M. le docteur Jardel, son gendre, maire de Podensac, lui donna des soins pour cette affection. Plus tard, ce médecin fut naturellement conduit à explorer la vessie, y soupçonna un calcul, mais il n'en avait point acquis une entière conviction.

M. Jardel amena M. son beau-père à Bordeaux, dans les premiers jours du mois d'avril 1838 ; je fus appelé pour examiner M. Biarnés, avec l'assistance de son gendre. L'exploration de la vessie, faite avec soin, nous confirma l'existence d'un calcul du volume à peu près d'un marron. Nous soumîmes le malade à la préparation ordinaire, et le 8 du même mois je procéda à l'opération de la lithotripsie. Aussitôt que l'instrument eut été introduit et développé, le calcul fut saisi d'emblée et démoli ; les morceaux furent repris plusieurs fois de suite et écrasés. La séance dura trois minutes ; elle fut suivie de l'expulsion des détritus. Le même jour, et la nuit suivante, le malade se trouva fort bien ; mais, le lendemain, voulant jouir de ce bien et se promener dans la maison, les fragments de la pierre irritèrent le col de la vessie ; la fièvre survint avec une rétention d'urine. Ces phénomènes furent combattus par un traitement anti-phlogistique approprié, et les sondes à demeure ; cet état ne put néanmoins permettre de recommencer la lithotripsie que le 30 du même mois. Cette nouvelle séance fut très-heureuse ; dans l'espace de quatre minutes, la pierre, ou ses fragments, furent saisis et écrasés vingt-quatre fois. Le 6 mai, une troisième séance eut lieu ; elle

4

suffit pour débarrasser en entier la vessie. M. Biarnés retourna à Podensac, peu de temps après cette dernière opération ; il y jouit d'une bonne santé. Il peut monter à cheval, parcourir ses propriétés, se livrer à tous les exercices, comme s'il n'avait jamais rien éprouvé dans les organes urinaires.

MM. les docteurs Jardel, Lemarchand , Parenteau, conseiller de préfecture d'Angoulême, et M. Rousset, mon élève, ont assisté à cette opération.

VINGTIÈME OBSERVATION.

Lithotripsie. — *74 ans.* — *8 Séances.* — *Guérison.*

Dans le mois de juin 1838, M. le docteur Desbons, habile praticien à Beaulac, près de Plaisance (Gers), me fit l'honneur de m'adresser la lettre suivante :

   « Monsieur et très-honoré ami,

  » Je vous écris d'Aignan, où j'ai été appelé pour
» voir M. le curé de ce canton, souffrant depuis long-
» temps d'une maladie des voies urinaires d'une na-
» ture inconnue, et dont le cathétérisme vient de faire
» connaître le vrai caractère.

  » M. le curé a un ou plusieurs calculs dans la ves-
» sie, je l'ai parfaitement senti ; d'ailleurs, tous les
» symptômes l'annonçaient d'avance. J'ai engagé M. le
» curé à se faire opérer, comme moyen unique de
» faire cesser ses souffrances. Il désire l'être par le
» broiement ; je l'ai alors engagé à se rendre près de
» vous, afin de se confier à vos soins ; je pense que
» le broiement avec vos instruments si bien imaginés

» réussira parfaitement. Il est atteint d'un léger ca-
» tarrhe de la vessie qui, j'espère, ne sera pas une
» contre indication.

» M. le curé attendra votre réponse pour partir ;
» nous voulons sàvoir si vous êtes disponible dans le
» moment ; dans le cas où vous seriez disposé à l'o-
» pérer, il partira à l'instant même. Hâtez-vous de ré-
» pondre ; vous aurez à faire à un homme de 73 ans ,
» mais bien conservé, plein de courage et de résigna-
» tion : tout fait espérer un succès complet.

» J'ai bien assuré le malade de votre douceur, des
» ménagements que vous savez prendre et dont j'ai été
» le témoin, ainsi que des soins dont vous saurez
» l'entourer. Je sais que pour cela ma recommanda-
» tion est inutile ; cependant je veux l'y joindre pour
» témoigner à M. le curé combien je m'intéresse à son
» état, bien persuadé que je suis que vous voudrez y
» avoir égard.

» Recevez mon bien cher ami, etc.

« DESBONS. »

M. le curé Cazes n'écoutant que ses souffrances,
et fort impatient d'y mettre un terme, n'attendit point ma
réponse. Quelques jours après la visite de M. le docteur
Desbons, il se mit en route, accompagné d'un de ses
neveux, dans un mauvais fourgon non suspendu ; il eut la
précaution, toutefois, de se faire suivre de sa monture,
comme s'il eût pressenti que la voie peu commode de
transport qu'il avait choisi, dût l'incommoder. A peine
eut-il parcouru quelques lieues, que les douleurs de la
vessie s'exaspérèrent; il prit alors le parti de monter à

cheval, et ne fut pas plus heureux. A tout moment,
il était obligé d'uriner : l'émission de l'urine était
suivie d'une forte cuisson à l'extrémité du gland.
Quelquefois, les crises étaient si violentes, qu'il était
forcé de se reposer sur les bords des chemins, et d'attendre un peu de calme, afin de continuer sa route.

C'est ainsi que M. le curé arriva à Bordeaux, le 20
juin 1838. Lorsque je visitai ce respectable pasteur,
son état avait été aggravé par les fatigues de ce voyage si
imprudemment exécuté. Il se logea rue Margaux,
n⁰. 24. Après quelques jours de repos, je le sondai,
m'assurai de la présence de la pierre, et le soumis
à la préparation ordinaire. Le 1er juillet je commençai
la première séance de lithotripsie, avec l'assistance de
M. le docteur Nouvel, et M. Rousset, mon aide. Le
calcul que je saisis avait vingt lignes de diamètre : il
fut morcelé, et les fragments attaqués à plusieurs reprises. A l'issu de cette séance, le malade rendit des
détritus en assez grande quantité ; il se trouva bien
toute la journée, resta levé dans sa chambre ; mais le
soir, ayant mangé à mon insu des cérises en trop
grande quantité, il éprouva une indigestion ; celle-ci
suscita des phénomènes nerveux qui nécessitèrent
l'emploi des anti-spasmodiques. Le lendemain, la
fièvre se déclara avec des irritations vésicales. Il fallut
recourir à la diète, au repos absolu, aux émissions
sanguines, aux bains, aux cataplasmes émollients, aux
sondes de gomme élastique placées à demeure, aux
calmants et aux boissons émollientes et tempérantes.
Ce traitement modifia la sur-excitation. J'ai la conviction que les fatigues que M. le curé eut à éprouver
dans son voyage avaient, par-dessus tout, occasionné le

développement, l'exaspération et l'intensité de ces phénomènes morbides.

Ce ne fut que le 18 du même mois que je pus continuer le broiement du calcul : cette nouvelle séance ne présenta rien de particulier ; la pierre fut saisie et écrasée plusieurs fois ; la vessie expulsa les détritus ; il n'y eut point de réaction fébrile. Quatre séances subséquentes suffirent pour débarrasser tout-à-fait ce malade de ce corps étranger. Vers la fin du mois d'août, M. Cases retourna chez lui dans un état de santé. Voici la lettre qu'il me fit l'honneur de m'adresser quelques jours après son arrivée :

« Aignan, le 13 septembre 1838.

» Monsieur,

» Voilà déjà trois grandes semaines écoulées de-
» puis mon départ de Bordeaux, il est donc bien temps
» que je remplisse un devoir, celui de vous dire com-
» ment je me trouve depuis l'opération de la fatale
» pierre. D'abord, le voyage fut heureux, sans aucune
» espèce de souffrances; mais, depuis presque toujours
» quelque douleur légère quand les urines veulent
» s'échapper ; pendant la nuit, surtout, elles se font
» attendre, et il faut que je fasse quelques tours dans
» ma chambre avant qu'elles arrivent ; à cela près, je
» vais bien, mais très-bien.

» Comme je suis sûr que vous prenez part à tout ce
» qui peut m'intéresser, je ne puis m'empêcher de
» vous dire que j'ai eu bien des jouissances depuis mon
» arrivée ; d'abord, la rue se remplit de monde à ma
» descente de cheval ; les uns me félicitaient, les au-

» tres pleuraient, et, pendant tout le jour, ainsi que
» pendant toute la semaine, j'ai reçu continuellement
» des visites cordiales. M. de Mau, surtont, qui con-
» naissait l'opération que vous avez faite à Lascazères,
» (*Voy.* la 3e. obs., 5e. série) a voulu savoir en détail celle
» que vous avez opérée sur moi. Sur ce point, je n'ai pas
» laissé tarir la conversation ; et comme tout le monde
» voulait voir les pierres que j'ai emportées, et connaî-
» tre le nom de celui qui les avait extraites, j'ai pris
» le parti de mettre en grosses lettres sur la boîte qui
» les contient : *M. Bancal, docteur en médecine à*
» *Bordeaux, a extrait de ma vessie, ce moellon.*

» J'ai l'honneur, d'être avec les sentiments de la
» reconnaissance la plus dévouée, etc.

« CAZES, *curé d'Aignan.* »

VINGT-UNIÈME OBSERVATION.

Lithotripsie. — 63 ans. — Calculs multiples. —
4 Séances. — Guérison.

Le 1er septembre 1838, je fis un voyage à Angoulême.
Pendant mon séjour dans cette ville, je fus convoqué
en consultation auprès de M. Gouzil, capitaine retraité,
avec MM. les docteurs Jeannain et Yrvoix. Ce malade,
âgé de 63 ans, d'un tempérament bilioso-sanguin,
d'une forte constitution, avait suivi la carrière militaire
presque toute sa vie ; il avait fait de nombreuses
campagnes, essuyé beaucoup de fatigues ; il était
attaqué de la gravelle depuis l'année 1814. Des coliques néphrétiques lui annonçaient ordinairement d'a-
vance l'expulsion de quelque gravier.

Depuis environ deux ans et demi , l'expulsion des graviers était supprimée. Bientot après le malade ressentit les symptômes qui annoncent la présence d'un corps étranger dans la vessie. Il fut sondé par un médecin de mérite , d'Angoulême ; il ne rencontra pas le calcul , ce qui arrive quelquefois aux plus habiles opérateurs. Il resta ainsi dans la pensée des médecins qui donnèrent des soins à M. Gouzil , qu'ils avaient à combattre un catarrhe vésical ; il subit donc le traitement approprié à cette maladie. Toutefois cette affection ne se modifiant point, les souffrances prenant plus d'intensité de jour en jour, le malade et ses médecins voulurent avoir mon avis.

Le 6 septembre notre réunion eut lieu, je procédai au cathétérisme en présence de MM. Jeannain et Yrvoix. Aussitot que l'algalie arriva dans la vessie , elle heurta contre la pierre et détermina une telle collision, que le malade et les médecins l'entendirent distinctement. Il fut arrêté sur-le-champ que ce calculeux se rendrait incessamment à Bordeaux, pour être opéré par la lithotripsie.

Le 16 septembre , M. Gouzil arriva dans notre ville ; il prit un appartement près de chez moi, place Puypaulin, no. 17. Les cahots de la diligence avaient fatigué et irrité sa vessie. Les bains et le repos calmèrent bientôt cette sur-excitation. Le 19 je commençai la préparation du canal, par l'introduction de quelques sondes de gomme élastique.

Le 23 je procédai à l'opération de la lihotripsie, avec l'assistance de MM. les docteurs Lemarchand, Nouvel, M. Rousset, mon aide, M. Borderon, élève en médecine, et MM. Edouard Castillon , négociant de

Bordeaux, et Cavallion , de Ruffec (Charente). Le lithontripteur fut introduit et développé dans la vessie,
je- constatai l'existence de plusieurs calculs : dans
l'espace de trois minutes, plusieurs furent tour-à-tour
saisis et écrasés. L'opération finie, et le malade étant
debout , il rendit de suite, avec l'injection, de gros
morceaux de pierre.

Cette première opération ne fut suivie d'aucun
accident de réaction. Le 27 je renouvelai le broiement
avec autant de bonheur. Le 3 octobre et le 6, la troisième et la quatrième séance furent faites : elles suffirent pour détruire complètement tous les restes du
corps étranger ; le malade les rendit avec facilité.
Pendant l'intervalle du temps d'une séance à la suivante, le vieux capitaine se promenait en ville.

Le 8, je fis une dernière exploration , qui confirma
la guérison radicale.

M. Gouzil est revenu au sein de sa famille très-
satisfait et bien portant.

VINGT-DEUXIÈME OBSERVATION.

Lithotripsie. — 52 ans. — 1 Séance. —
Guérison.

M. Elweel, capitaine commandant le navire américain *l'Élespont,* de Boston, âgé de 52 ans, d'une bonne
constitution , n'avait jamais été malade ; il ressentit,
il y a environ trois ans , quelques dérangements dans
les fonctions des organes urinaires : ces légères incommodités ne l'empêchèrent pas de continuer ses voyages.
Dans le mois d'octobre 1838, fesant voile de Richmond
(Virginie), vers Bordeaux, il fut atteint de douleurs

violentes et de rétentions d'urine. Arrivé dans notre ville, il se confia aux soins d'un médecin , qui lui administra des remèdes *fondants*. Ce traitement n'eut point l'effiacité de calmer ses souffrances ; il se décida alors à venir prendre mes conseils. Le 21 novembre 1838, M. Elweel fut présenté chez moi par M. Sérizier, courtier maritime; je sondai le malade , et reconnus la présence de la pierre. Les quatre jours suivants je lui fis subir la préparation ordinaire , en plaçant des sondes de gomme élastique dans le canal de l'urèthre, et le 26, je procédai à la lithotripsie avec l'assistance de MM. le docteur Lemarchand, Rousset, élève en médecine, mon aide , mon honorable ami Charles Fajon , membre du tribunal de commerce de Montpellier, du capitaine Fuller , commandant le navire américain *le Harvedts*, de Plymouth; du capitaine Hood, commandant le brick américain *le Sun* , de Portland, et de quelques autres personnes. La vessie était dans un état de souffrance et de spasme ; elle ne put recevoir qu'une partie de l'injection. Le lithontripteur fut introduit avec facilité ; aussitôt qu'il fut développé dans la vessie , je saisis d'emblée le calcul que je brisai , morcelai et pulvérisai dans l'espace de deux minutes , la pierre se trouvant de nature friable. Les recherches faites pour reprendre les fragments occasionnèrent quelques douleurs ; elles cessèrent soudain que l'instrument fut retiré.

M. Le capitaiue Elweel, qui n'avait jamais entendu parler du broiement de la pierre , appréhendait singulièrement cette opération ; après qu'il l'eut subie, la sécurité succéda à ses craintes.

Dans la journée qui suivit l'opération , le malade

fut tranquille ; il prit un bain général; le soir la fièvre
se déclara et ne dura que quelques heures , la nuit
fut calme, et lui procura du sommeil.

Le 27 les urines furent rendues en quantité, entraî-
nant avec elles de gros détritus, et la partie la plus
tenue du broiement de la pierre. Vers le soir, il survint une ischurie; je pratiquai le cathétérisme; l'algalie
rencontra des fragments de la pierre arrêtés dans
la portion prostatique du canal; je les poussai dans
la vessie, et la vidai ensuite de l'urine qu'elle contenait.
Je pratiquai une large saignée ; je fis appliquer des
cataplasmes d'herbes émollientes sur l'abdomen , les
parties génitales , le périné, et administrai une potion
hypnotique. Le calme se rétablit , et le malade fut
tranquille pendant la nuit suivante.

Le 28, une réaction générale , accompagnée d'une
sueur salutaire, amena une détente. Les urines étaient
rendues avec facilité ; elles entraînaient toujours quelques détritus ; l'usage des bains fut continué ; le
malade prit quelques aliments.

Le 29 tout allait à meveille.

Le 30 je fis une seconde séance. La sonde portée
dans le canal de l'urêthre fut arrêtée dans la portion
membraneuse par un obstacle que je ne pus franchir;
cet obstacle était formé par l'accumulation des fragments de la pierre. Je fus à leur rencontre, avec la
pince de Hunter ; je saisis et emmenai en dehors ces
détritus ; je portai quatre fois la pince dans l'urêthre pour le dégager de ces corps étrangers. Je fis
ensuite une injection dans la vessie, et y introduisis
le lithontripteur. Quelles que fussent mes recherches
je n'y rencontrai aucun reste du calcul ; il avait été

détruit en entier à la première séance. Dès ce moment la guérison fut assurée.

Huit jours après la première séance de lithotripsie, je me suis promené à pied sur les bords de la rivière, avec M. Elweel et M. Gomés, chez lequel il avait pris un appartement rue Latonr, n° 6. Ce capitaine alla visiter son navire *l'Élespont,* mouillé en rade, en face des Chartrons. Le 12 décembre il a quitté notre port pour se rendre en Amérique ; sa santé ne laissait rien à désirer.

SECONDE SÉRIE.

INSUCCÈS D'UNE LITHOTRIPSIE.

VINGT-TROISIÈME OBSERVATION.

Lithotripsie. — 76 ans. — Une séance. — 5 Calculs. — Vessie bi-lobée. — État pathologique grave. — Mort. — Autopsie.

LE 14 du mois de septembre 1834, je fus consulté par M. Pressat, officier retraité, demeurant sur le chemin de Médoc, à Bordeaux, âgé de 76 ans, d'un tempérament bilioso-sanguin. Ce malade se plaignait d'une affection des organes génito-urinaires, dont il fesait remonter l'invasion à 14 ans. Habitué à un genre de vie sédentaire et fort régulier, il n'avait été incommodé de sa maladie que depuis un an. Il avait été sondé par deux médecins qui ne trouvèrent point de pierre. Cependant, lorsqu'il réclama mes soins, il présentait un appareil de symptômes, qui me firent penser qu'il devait avoir un corps étranger dans la vessie.

Le 16 du même mois, je fus le sonder chez lui ; le cathétérisme confirma mon diagnostic. Ce malade demanda à être opéré par la lithotripsie ; je redoutais d'employer ce procédé, eu égard à l'irritabilité générale du sujet. Toutefois je le préparai ; le 28 du même mois j'essayai de broyer la pierre, avec l'assistance de M. le docteur Sicard et de deux élèves en médecine. Je saisis d'abord un calcul du volume d'un petit œuf de poule, de dix-huit lignes de diamètre, que l'action du lithontripteur ne put diviser : il échappa plusieurs fois aux mors du brise-pierre. Pour ne point fatiguer le malade, j'ajournai la séance.

Bien que cet essai de broiement eût été fait avec prudence et ménagement, il survint néanmoins une réaction fébrile avec des irritations locales intenses. Un traitement anti-phlogistique énergique fut employé ; il modifia cet état de sur-excitation. Dans les premiers jours du mois d'octobre, j'avais conçu l'espérance de continuer l'opération ; lorsque des accidents des plus graves se déclarèrent tout-à-coup. La fièvre s'alluma, une ischurie survint ; les urines obtenues par le secours de la sonde étaient infectées ; le ventre se météorisa ; le délire se déclara. Je demandai une consultation : MM. les docteurs Bonnet, Nouvel, Sicard et Venot, furent convoqués. Dans cette réunion, je proposai de pratiquer l'opération de la taille hypogastrique : elle fut rejetée, en raison du danger où se trouvait le malade. Malgré l'emploi des moyens qui furent conseillés, la gravité de la maladie n'en fit pas moins de progrès.

Le 18, une nouvelle réunion des mêmes médecins eut lieu : M. le professeur Lordat, de Montpellier, se trouvant dans ce moment à Bordeaux, fut appelé à cette consultation. Certes les sages avis, les bons conseils ne manquèrent pas ; mais quels que fussent les efforts de la médecine, le 27 octobre M. Pressat succomba.

L'autopsie que l'on va lire explique les causes pathologiques de la gravité de cette maladie : elles sont suffisantes, ce me semble, pour mettre l'art et l'opé-

rateur à l'abri de toute espèce de blâme ; les torts
se trouvent du côté de la nature.

AUTOPSIE DE M. PRESSAT.

« Les médecins soussignés certifient ce qui suit :

» Le 28 octobre 1834, à l'heure de midi, MM. les
» docteurs Bonnet, Nouvel, Sicard, Venot et Bancal,
» se réunirent dans la maison de feu M. Pressat, che-
» min du Médoc, canton de la Rode, nᵒ. 75, afin de
» procéder à la nécroscopie du corps dudit M. Pressat,
» décédé la veille.

» La maladie à laquelle ce sujet venait de succom-
» ber, n'ayant offert à l'observation que des phéno-
» mènes pathognomoniques localisés dans l'appareil
» urinaire et ses annexes, on ne procéda qu'à l'exa-
» men de la région abdominale.

» Les intestins furent mis à découvert par une in-
» cision cruciale pratiquée suivant la ligne blanche ;
» on établit une ligature sur le rectum ; une seconde
» au-dessus du cardia. Le paquet intestinal fut ensuite
» enlevé. Quelques portions des intestins mises en
» contact avec la face externe de la vessie, avaient
» contracté des adhérences avec cet organe.

» Le ramollissement des tissus qui concourent à la
» composition du réservoir urinaire , survenu sous
» l'influence de la maladie, permit à cet organe d'être
» déchiré par un léger effort exercé sur les intestins,
» afin de les retirer du bassin; tout aussitôt il s'é-
» chappa, par cette crevasse, un liquide abondant,
» noirâtre, exhalant une odeur *sui generis* des plus in-

» fectes, mêlée de suppuration; on reconnut que
» c'était de l'urine décomposée.

» Afin d'examiner la vessie par la partie antérieure,
» on scia de chaque côté les blanches du pubis et des
» ischions; on détacha les pénis et l'urêthre de leurs
» insertions, ensuite l'on ouvrit la vessie d'avant en ar-
» rière. Le doigt indicateur fut porté dans son inté-
» rieur; on reconnut plusieurs calculs de forme et de
» volume variés (cinq calculs); le plus gros avait le vo-
» lume d'un petit œuf de poule. On trouva dans le
» bas-fond de la vessie quelques gros détritus, résul-
» tant des attaques faites par le brise-pierre.

» Une tumeur charnue, de forme orbiculaire, de la
» grosseur d'un marron, était placée sur la partie in-
» férieure du sphincter de la vessie. Cette production
» fongueuse était pédiculée; elle pouvait toutefois
» devenir, par sa forme, une espèce de soupape con-
» tre le col pendant l'émission des urines.

» Cette première ouverture antérieure ayant été
» prolongée, l'intérieur de la vessie fut mis à décou-
» vert; les médecins assistants furent tous surpris de
» rencontrer une disposition anatomico-pathologique,
» sinon unique, du moins excessivement rare dans les
» fastes de l'art. La vessie se trouva *bi-lobée,* ou *bi-*
» *formée.* Ainsi, une cloison membraneuse divisait per-
» pendiculairement son intérieur en deux comparti-
» ments. Cet espèce de diaphragme offrait inférieure-
» ment, et au milieu de son insertion avec les parois
» de la vessie, une ouverture circulaire de cinq à six
» lignes de diamètre.

» Au-delà de cette cloison médiane, se trouvait le
» second compartiment de la vessie, presqu'aussi grand

» que le premier, subdivisé lui-même par des co-
» lonnes charnues et de fausses membranes, en trois
» cellules communiquant ensemble, et renfermant de
» petits calculs.

» L'aspect de l'intérieur de la vessie était de cou-
» leur d'un gris cendré ; la muqueuse vésicale gan-
» grenée dans presque toute son étendue ; les mem-
» branes sous-jacentes ramollies ; l'urine contenue,
» brune noirâtre, mêlée d'une grande quantité de
» suppuration ; l'odeur qu'elle exhalait était insoute-
» nable.

» L'examen du rein et de l'uretère droits n'offrit
» rien de curieux ; mais l'examen du rein gauche pré-
» senta des foyers purulents dans la substance corti-
» cale, et la substance mamelonée. Le bassinet et l'u-
» retère se trouvaient gorgés par une grande quantité
» de suppuration.

» Telles sont les lésions organiques que l'investi-
» gation cadavérique a présentées. En foi de ce, nous
» avons signé le présent procès-verbal.

» Bordeaux, le 29 octobre 1834.

» NOUVEL, D. M. ; AUGUSTE BONNET, D. M. ;
SICARD, D. M. ; VENOT, D. M. P. ;
BANCAL, D. M. »

TROISIÈME SÉRIE.

Il importe de faire observer que les malades qui composent cette 3ᵉ série ont été tous soumis aux essais de la lithotritie rectiligne. On sait aujourd'hui, par expérience, que les instruments droits étaient bien plus défectueux que ceux de forme courbe, dont on se sert actuellement

Les six premières observations suivantes ont été rapportées avec détail dans mon *Manuel-pratique ;* je donne ici seulement leur sommaire.

I.

Madame T***, de Bordeaux, âgée de 75 à 80 ans, éprouvait, depuis longues années, les symptômes qui annoncent la présence de la pierre dans la vessie. Au mois de janvier 1827 , je fus appelé auprès de cette malade; je la sondai et constatai l'existence d'un gros calcul; je la soumis à l'opération de la lithotritie, à deux fois différentes ; je ne pus jamais arriver à détruire le corps étranger , eu égard à son volume et à sa densité. La dernière séance eut lieu en présence de MM. les docteurs Grateloup et Archboltz.

Je renonçai donc à l'emploi de ce procédé , avec

5

l'intention de lui faire subir plus tard l'opération de
la taille. Les accidents d'irritation, que les tentatives
de lithotritie avaient déterminés, furent calmés. Quelques jours après, la fièvre survint avec complication
d'une affection grave des organes pulmonaires. La
malade mourut subitement le 16 février suivant.

II.

Mr S***, chirurgien , près de Bazas (Gironde) , âgé
de 55 ans , d'un tempérament sanguin et nerveux, se
rendit à Bordeaux pour y recevoir mes soins, au mois
de mars 1827. Le voyage fatigua beaucoup ce malade;
il eut la fièvre dès son arrivée. Après quelques jours
de repos je le sondai et le reconnus atteint de la pierre.
La vessie et son col étaient dans un état d'irritation,
portée au plus haut degré ; la préparation dura douze
jours, le passage des sondes provoquait la fièvre presqu'à chaque cathétérisme. Bien que ce fût contraire à
mon avis, parce que les organes urinaires étaient encore sur-excités, il desirait absolument que j'essayasse
de broyer son calcul ; je cédai à ses desirs. Cet esssai
eut lieu en présence de M. le docteur Antoni , et ne
fut pas heureux. Quelques jours plus tard , ce malade
voulut retourner dans ses foyers ; il était en proie à une
nostalgie. Il a vécu quelques années dans cet état, et
succomba par suite de son affection calculeuse.

III.

M. Rollan, de Nérac, âgé de 52 ans, d'une forte constitution, vint réclamer mes soins au mois de septembre
1827 : je le reconnus atteint d'une affection calculeuse.

Après la préparation d'usage, je pratiquai deux fois
la lithotritie. A la suite de ces séances le malade rendit
beaucoup de détritus ; la vessie et son col étaient très-
irritables ; la seconde séance détermina une ischurie.
Malgré cet état, M. Rollan voulut retourner chez lui,
pour affaires majeures : une sonde de gomme élastique
fut placée dans le canal, et fixée à demeure. Il partit
par eau avec M. Cabiran, son médecin ordinaire ; il
arriva à Nérac sans inconvénient. Plusieurs mois après,
il fut opéré de la taille par M. le docteur Viguerie,
de Toulouse, et fut guéri.

IV.

ORIGNAC, de Moulis, en Médoc (Gironde), âgé de
32 ans, cultivateur, d'un tempérament bilioso-sanguin,
se rendit à Bordeaux au mois d'avril 1828, pour être
traité d'une affection calculeuse. Après la préparation
nécessaire, je fis deux tentatives de lithotritie, avec
l'assistance de MM. les docteurs Boutin et Chansarel.
Il me fut impossible de déplacer et de saisir le calcul ,
qui se tint constamment appliqué contre la partie pos-
térieure gauche de la vessie, bien que j'eusse eu le
soin de faire prendre différentes positions au malade,
et que j'eusse laissé évacuer une partie du liquide in-
jecté. Aucun accident ne suivit cette opération ; quelques jours après cette première séance, Orignac fut
forcé de retourner chez lui pour vaquer à des affaires
urgentes. Je n'ai plus revu ce malade.

V.

Mme M...., de Bordeaux, âgée de 60 ans, souffrait

depuis quelque temps, dans le canal de l'urèthre,
après l'émission des urines. Appelé par la malade en
mars 1828, je la sondai, je constatai l'existence d'un
petit calcul ; j'essayai ensuite de le saisir et de le
broyer avec le lithontripteur droit, en présence du docteur Chansarel. Je ne pus arriver à charger ce corps
étranger ; il se tint constamment près du col de la
vessie, bien que j'eusse fait faire le mouvement de
culbute à la malade, placée sur le lit à bascule que
j'ai créé *ad hoc*. Cette opération fut si simple, qu'au
sortir du bain qu'elle prit immédiatement, cette dame
vaquait à ses affaires domestiques comme d'habitude.

Mᵐᵉ M..... a dû rendre cette pierre inopinément
et à son insu, puisqu'elle a toujours joui d'une bonne
santé depuis cette époque.

VI.

M. Euzebi, conservateur et peintre honoraire du roi
d'Espagne, âgé de 56 ans, d'une forte constitution,
était atteint de la gravelle depuis 30 à 40 ans. Il y
avait deux années qu'il éprouvait les symptômes de
l'existence de la pierre. Il vint en France pour se faire
opérer ; mais tel était son état de souffrances, qu'il
mit 45 jours pour se rendre de Madrid à Bayonne.
Après avoir éprouvé dans cette ville des accidents fort
graves, il arriva péniblement à Bordeaux pour réclamer mes soins. Tout d'abord je jugeai que cette affection vésicale était telle que la lithotritie pourrait bien
ne pas en triompher. Toutefois, pour obéir aux instan-
ces du malade et dans les vues de lui être utile, j'essayai une séance de lithotritie : je saisis le calcul ;
j'en détruisis une partie, puisqu'il rendit une assez

grande qnantité de détritus. Mais les irritations dont elle fut suivie me firent renoncer à la continuation du broiement ; M. Euzebi ne voulant pas être taillé, je lui conseillai alors de se rendre à Paris. Il s'embarqua à Bordeaux pour le Havre, et quelques jours après son arrivé dans la capitale, il succomba.

VII.

M^r L***, de Sorèze, âgé de 78 ans, d'une haute stature, d'une forte constitution, ayant toujours joui d'une bonne santé, éprouvait, depuis quelques années, les symptômes qui décèlent la présence de la pierre. Il vint à Bordeaux en juin 1830 ; je fus consulté par ce malade, conjointement avec M. le docteur Pouget ; je le sondai et constatai la nature de son affection. Les organes urinaires se trouvaient dans un tel état d'irritabilité qu'il n'était pas possible d'y toucher sans qu'il survînt des réactions fébriles. Beaucoup de circonstances se présentèrent ensuite pour enrayer l'application de la lithotritie ; la préparation fut fort longue ; ce ne fut que le 8 septembre que je pus essayer le broiement. Cette tentative ne fut pas heureuse : la pierre était volumineuse ; il ne fut pas possible de la saisir, l'irritabilité des organes rendait ces essais très-douloureux. Il survint des accidents consécutifs qui furent combattus heureusement. M^r L*** renonça à la lithotritie ; dans le mois d'octobre il retourna chez lui, où il a continué de vivre quelques années. Il a succombé à un âge fort avancé.

Tel est l'exposé fidèle des résultats que j'ai obtenus

dans ma pratique; ces résultats constatent que, sur 23 calculeux opérés par le broiement, 22 ont été guéris ; le 23e ne pouvait pas l'être : l'autopsie faite en présence des honorables médecins qui en ont rédigé un procès-verbal détaillé, ne permet pas le doute à cet égard.

Les sept autres malades dont il est fait mention dans la troisième série, s'ils eussent porté plus de constance dans leur traitement, eussent pu, sans contredit, venir grossir le nombre de ces guérisons, puisque 22 succès ont été obtenus dans les 23 cas du broiement de la pierre énumérés plus haut.

Les opérations qui m'ont été confiées, quelqu'heureuses qu'en aient été les suites, sont peu nombreuses sans doute ; mais, sans parler ici de cette espèce de défaveur qui frappe encore les médecins opérants qui n'habitent pas la capitale, tout le monde le sait, les plus illustres praticiens l'ont reconnu, l'affection calculeuse est plus rare dans nos contrées que dans celles du nord : d'ailleurs, tous les malades d'un même pays ne sauraient être opérés par la même main ; ce ne serait ni possible, ni juste.

Plusieurs de mes confrères se livrent, eux aussi, aux grandes opérations, et j'appelle de tous mes vœux le moment où ils livreront à une utile publicité les heureux résultats qu'ils ont sans doute obtenus. En exposant, le premier, ce que j'ai fait, j'ai voulu prouver, autant qu'il était en moi, que partout on pouvait prétendre à des succès, et qu'il n'était pas de localités privilégiées.

L'art d'opérer est soumis à un ordre de mouvements mécaniques ; sauf quelques modifications qui naissent des circonstances, ces mouvements doivent se repro-

duire d'une manière identique dans toutes les opérations de même nature : c'est pourquoi ce qu'un
homme fait dans un pays, un autre peut le faire ailleurs, surtout quand les procédés opératoires et les
instruments sont connus de tous. C'est là une vérité
incontestable, et que tout le monde a intérêt à propa-
ger. En obéissant à une idée contraire, combien de
malades à qui leur état de fortune ne permettait pas
de déplacements toujours dispendieux, ont succombé
à des douleurs auxquelles, sans quitter leur famille,
il leur eût été facile de mettre un terme ? Combien
en est-il aussi chez qui les fatigues d'un long voyage
ont provoqué des accidents dont la main la plus exercée n'a pu triompher ?

Il est une objection à laquelle j'ai hâte de répondre. Les détracteurs de la lithotripsie ont crié bien
haut qu'il y avait danger de pincer, de léser, de dé-
chirer la vessie, en cherchant à saisir les calculs. Les
médecins qui ont écrit *ex-professo* sur cette importante
opération, ont fait complète justice de ces malveillan-
tes imputations. L'impossibilité de blesser les organes
est encore plus absolue depuis l'emploi des instruments
curvilignes. Toutefois, comme les préventions, quelqu'injustes qu'elles puissent être, sont toujours difficiles à détruire, j'ai besoin de proclamer ce que l'expérience m'a démontré. J'affirme que jamais je n'ai eu
à déplorer aucun accident de ce genre. J'invoque ici
le témoignage de tous les honorables confrères qui,
dans toutes les opérations que j'ai plus haut énumé-
rées, m'ont prêté leur assistance.

Il est encore un autre avantage qui se rattache à la
lithotripsie, et qui lui est particulier ; au cas même

où elle a été tentée sans succès, ces essais, lorsqu'ils sont faits avec prudence, n'aggravent en rien la position du malade et ne font aucun obstacle aux secours qu'on peut demander à la lithotomie. On verra ci-après, dans la 4e série, que tous les malades sur lesquels j'ai pratiqué la taille, après les essais infructueux de la lithotripsie, ont tous été guéris.

Jusqu'à l'époque où nous sommes, le mot seul d'opération de la pierre portait dans toutes les ames une terreur profonde. Les craintes que cette opération traînait toujours après elle doivent tendre à s'affaiblir à mesure que se propagera la lithotripsie, qu'un plus grand nombre de malades lui devra son retour à la santé, et pourra rendre témoignage de son efficacité, de son innocuité même. Alors, dis-je, on verra les préventions injustes qui la poursuivaient à son origine, s'effacer et disparaître. Et combien même, dans l'état actuel de la science, cette opération doit être considérée comme un bienfait immense ! Un instrument est introduit dans la vessie par les voies naturelles ; en quelques minutes, et sans léser aucun organe, sans effusion de sang, cet instrument va saisir, morceler, broyer un calcul dont les débris sont peu de temps après entraînés au dehors par les urines. Les douleurs que suscite l'opération cessent avec l'opération elle-même. Oui, je ne crains pas de le répéter, car telle est ma conviction entière, lorsqu'on demande de bonne heure les secours de l'art, que la vessie n'a pas encore subi d'altérations profondes, deux ou trois séances au plus, chacune de deux à trois minutes, doivent suffire pour détruire le corps étranger. Souvent les malades qui étaient venus se faire opérer chez le médecin, retournent à leur domicile plus dispos qu'ils n'étaient avant l'opération. Je peux donc conclure avec vérité que la lithotripsie pratiquée à propos est une opération fort simple, peu douloureuse, et toujours sans danger.

OPÉRATIONS DE TAILLE

OU

DE LITHOTOMIE.

QUATRIÈME SÉRIE.

GUÉRISONS.

PREMIÈRE OBSERVATION.

Lithotomie bi-latérale. — 77 *ans.* —
55 Calculs. — *Guérison.*

« M. Bernard Hugot, de Listrac en Médoc, département de la Gironde, âgé de 77 ans, d'un tempérament bilioso-sanguin, d'une forte constitution, de beaucoup d'embonpoint, vint à Bordeaux au mois de juillet 1827, pour être opéré de la pierre ; il souffrait depuis plusieurs années. L'état maladif du sujet, son âge avancé, les symptômes graves qui existaient du côté de l'appareil urinaire, me laissèrent peu d'espoir dans les ressources de la lithotritie. Pour n'avoir rien à se reprocher, disait-il, M. Hugot voulut essayer du

broiement. Je [fis le premier essai de lithotritie dans
le mois d'août 1827, en présence de mes confrères les
docteurs Grateloup et Bouché de Vitrai ; cet essai eut pour
résultat l'expulsion de beaucoup de détritus ; mais l'o-
pération suscita dans la vessie une sur-irritation con-
sécutive qui fut convenablement combattue. Ces accidents me firent renoncer à la continuation du broiement. Lorsque le malade fut remis des suites de cette
première opération, il retourna chez lui. Au mois d'a-
vril 1828, je pratiquai la taille bi-latérale en présence de MM. les docteurs Chansarel, Bacou, de Castelnau, son chirurgien ordinaire, et de six personnes
de son village; 55 calculs, dont les plus gros étaient
comme des amandes, et les plus petits comme des
fèves, furent extraits de la vessie. Cette opération ne
présenta aucun accident. Dix-huit jours après, la plaie
périnéale fut cicatrisée; et le 25me le malade se pro
menait. Depuis cette époque M. Hugot a joui d'une
bonne santé; et quant il est décédé, il approchait de
l'âge de 80 ans. »

DEUXIÈME OBSERVATION.

Lithotomie bi-latérale. — *70 ans.* —

3 Calculs. — *Guérison.*

« M. DELERM, ancien notaire de Paillet, près de Bordeaux, âgé de 70 ans, d'un tempérament bilioso-sanguin, d'une bonne et forte constitution, était sujet à la
gravelle depuis trente ans, et depuis cinq ans il éprouvait les symptômes qui annoncent la présence de la pierre. Il était sujet à un rhumatisme vague qui, plusieurs
fois, avait compliqué les douleurs propres à l'affection

calculeuse. Dans le printemps de 1828, il vint me
consulter. J'explorai la vessie ; je rencontrai la pierre,
dès que l'algalie eut pénétré dans cet organe. M. Delerm fut soumis à la lithotritie ; mais une métastase
du principe rhumatique aggrava l'état maladif de ce
viscère, et me fit renoncer à ce procédé opératoire
pour avoir recours à la lithotomie. Le 6 juillet 1829
j'opérai M. Delerm par la taille bi-latérale dans sa
demeure à Paillet, en présence de M. le docteur
Abeillé, de Bordeaux, et de MM. Delribal, Cheroussel
et Duterme, officiers de santé. Je fis l'extraction de
trois calculs du volume de gros marrons. Il ne survint
aucun accident ; la guérison marcha si rapidement,
qu'au bout de 15 jours M. Delerm se promenait avec
sa famille et moi, dans son jardin. Il est mort quelques années plus tard, après avoir subi de nouveau
l'opération de la taille, faite par un autre médecin.

» Les calculs dont je fis l'extraction dans cette circonstance, bien que multiples, avaient leurs surfaces
murales. Lorsque je les montrai à Paris, à M. le
professeur Dubois, cet illustre praticien me dit : *On
apprend toas les jours ; si j'avais fait l'extraction d'un
de ces calculs, je n'eussv pas pensé peut-être à revenir
dans la vessie.* » (1).

Ce cas doit donc être rare, puisqu'un opérateur
aussi consommé ne l'avait point rencontré. J'ai noté
un second exemple de ce fait dans l'observation 14me
de M. Soustra, du Médoc, dont je rapporte la guérison.

_____

(1) Les deux faits ci-dessus sont rapportés dans mon *Manuel-
Pratique de la lithotritie.*

TROISIÈME OBSERVATION.

Lithotomie bi-latérale. — 50 *ans* —
1 *Calcul.* — *Guérison.*

M. PASCAL NORMAND, de Bordeaux, commis-négo-
ciant, âgé de 50 ans, d'un tempérament éminemment
sanguin, souffrait depuis quelque temps d'une affection de la vessie, pour laquelle il vint me consulter.
Le cathétérisme confirma la présence de la pierre,
M. Pascal fut soumis à la lithotritie. Plusieurs tentatives du broiement furent faites, et le calcul attaqué
avec succès, comme le justifiait l'expulsion des détritus ; cependant, soit à cause de l'irritabilité cons-
titutionnelle, soit à cause d'une organisation anormale
de la vessie, portant dans son intérieur des colonnes
et des brides charnues, je renonçai au brisement pour
pratiquer la lithotomie. Cette opération fut faite le 11
janvier 1832, en présence de M. le docteur Cazenave
et de quelques élèves en médecine. Le succès fut
complet; en quelques semaines M. Normand fut rendu
à ses occupations habituelles. Depuis lors il a joui
d'une bonne santé ; il a acquis beaucoup d'embonpoint, et continue son état.

Le calcul dont je fis l'extraction avait été creusé en
partie par les attaques du foret lithotriteur, il repré-
sentait une espèce de coque.

L'introduction des tenettes et du bouton explorateur, portés directement dans la vessie, par l'ouverture périnéale, constatèrent l'existence des productions
accidentelles dont j'ai parlé plus haut. M. le docteur

Cazenave, qui explora cet organe, en fut également
convaincu.

QUATRIÈME OBSERVATION.

Lithotomie bi-latérale. — **69 ans.** —
Un gros calcul. — *Guérison.*

M. L.... maire de Terrasson, département de la
Dordogne, propriétaire, ancien avocat, âgé de 69 ans,
d'une forte constitution, d'un tempérament sanguin,
souffrait depuis environ 10 ans d'une affection grave
des voies urinaires ; cette affection ne fut jamais bien
caractérisée, dans son pays; ses médecins le croyaient
atteint d'un catarrhe vésical. Il fut soumis à divers
traitements; on lui fit de fréquentes applications de
sangsues; on lui posa un séton à l'aine droite, etc., etc.
Ses souffrances devinrent de jour en jour plus intenses; sa constitution se détériora ; il maigrit beaucoup;
il avait perdu l'appétit et le sommeil; les urines, rendues à tout moment avec grande difficulté et avec de
cuisantes douleurs, exhalaient une odeur ammoniacale
très-prononcée; elles étaient chargées de beaucoup
de mucosités ; il y avait pyurie. C'est dans cet état
que M. L.... fut conduit à Bordeaux pour me consulter.

Le 4 juillet 1831, je fus appelé; je sondai le malade,
et le reconnus atteint d'un gros calcul. J'essayai de
mettre en pratique la lithotritie. Malgré toutes les
précautions possibles, l'irritabilité excessive du canal
de l'uréthre et de la vessie rendait extrêmement
difficile à supporter l'application de ce procédé opératoire. Cinq séances du broiement eurent lieu ; à cha-

que fois la pierre fut saisie, perforée ; mais jamais
elle ne put être démolie ; elle garda sa forme ronde
première. C'est encore ici le cas de faire observer qu'à
cette époque je ne me servais que du brise-pierre droit.

Mr L.... redoutait beaucoup l'opération de la taille
à laquelle son état m'obligeait impérieusement
d'avoir recours. Les douleurs auxquelles il était incessamment en proie, la raison, et, je peux ajouter,
l'extrême confiance qu'il avait en moi, triomphèrent
de sa résistance.

Le 17 décembre 1831, je procédai, à Bordeaux, à
la lithotomie bi-latérale sur Mr L.... en présence de
MM. les docteurs Bonnet, Cazenave, Margontier, son
médecin ordinaire, venu exprès pour y assister ;
Paul de Mignot, étudiant, et quelques autres élèves
en médecine. Cette opération fut exécutée dans l'espace de trente à quarante secondes; elle ne fut accompagnée d'aucun accident, quoique le calcul fût du
volume d'un œuf de poule. Ce calcul était perforé
sur plusieurs points, presque dans son entière épais-
seur, et témoignait ainsi des résultats obtenus par la
lithotritie.

Le jour même de l'opération, le malade rendit une
portion des urines par le canal de l'urêthre; la guérison marcha si vite, qu'au bout de 12 jours il put se
promener dans son appartement, la cicatrice de la
plaie périnéale était complètement fermée. Quelques
jours après ce premier exercice intérieur, malgré la
rigueur de la saison, il lui fut permis de monter en
voiture, et d'aller se promener dans les environs de
la ville.

Plusieurs notabilités de Bordeaux, amis de cette

honorable famille, qu'ils visitaient journellement, furent tous témoins que bien que, par six années de souffrances non interrompues, Mr L.... eût été conduit jusqu'aux portes du tombeau, aussitôt il recouvra d'une manière rapide les forces et la santé.

M. L.... a vécu six ans très-bien portant, après avoir supporté l'opération de la taille. Sa famille eut la douleur de perdre son vénérable chef, l'année dernière, à la suite d'une maladie aigüe.

CINQUIÈME OBSERVATION.

Lithotomie bi-latérale. — 70 ans. — 3 Calculs.—

Guérison.

Mr DESPRATS, curé de Villeneuve-d'Agen, âgé de 70 ans, d'une forte constitution, d'un tempérament sanguin, ayant toujours joui d'une bonne santé, souffrait depuis quelques années d'une affection des voies urinaires ; il avait reçu les soins des médecins du lieu, qui cependant ne l'avaient point sondé. La maladie fit des progrès. D'après les conseils de ses médecins, et guidé par le désir de mettre un terme à ses douleurs devenues intolérables, M. le Curé se décida à se rendre à Bordeaux, pour me consulter ; il prit un appartement rue Porte-Dijeaux, à l'hôtel Lemaire, afin de se placer dans mon voisinage.

Le 5 mai 1832, je fus appelé auprès de M. Desprats ; je le sondai, et le reconnus atteint de la pierre. Tout l'appareil génito-urinaire était dans un tel état d'irritation et de souffrance, qu'il fut impossible de baser quelqu'espoir sur l'emploi de la lithotritie. Au

surplus, le malade demandait instamment l'opération
de la taille, pour être plus tôt débarrassé.

Le 10 mai au matin, je fis à M. le curé Desprats la
lithotomie bi-latérale, avec l'assistance de MM. les
docteurs Nouvel, Soulé, Lafon, Doliveyra, et Paul de
Mignot, élève en médecine. Je fis l'extraction de trois
calculs du volume d'un marron. Cette opération fu*
suivie des plus heureux résultats : vingt jours après,
M. le Curé put officier à la messe, et aller se promener
en ville ; au vingt-cinquième il fut rendu dans sa cure,
à Villeneuve-d'Agen. Après la cicatrisation de la plaie
du périnée, il conserva un suintement urineux par
l'anus, qui disparut quelques mois plus tard.

Ce respectable ecclésiastique a continué ensuite long-
temps ses fonctions. J'ai su qu'il était décédé l'année
dernière, à la suite d'une maladie étrangère aux voies
urinaires.

SIXIÈME OBSERVATION.

*Lithotomie bi-latérale. — 68 ans. — 8 calculs. —
Guérison.*

Le 30 mai 1833, mon ami M. le docteur Dufour, de
St.-Sever, savant naturaliste et membre de l'institut,
m'écrivit pour m'annoncer qu'un de ses concitoyens,
M. de V***, était atteint depuis long-temps d'une affection de la vessie, dont les symptômes semblaient déceler la présence de quelques corps étrangers dans
cet organe ; que cependant il pensait que le cathétérisme seul pouvait donner cette certitude. Il me disait
de plus que son malade étant peu confiant dans les
ressources chirurgicales du lieu, il l'avait décidé à

6

avoir recours à moi ; en conséquence, il me proposait d'aller sonder le malade et de l'opérer chez lui,
par la lithotritie, dans le cas où je le reconnaîtrais
atteint de la pierre ; mais je ne pus accepter.

Le 5 mai, M. de V*** arriva à Bordeaux. Cet ancien
chevalier de St-Louis était âgé de 68 ans, d'un tempérament sanguin, d'une constitution éminemment
pléthorique. J'explorai la vessie et constatai la présence de la pierre. Les organes urinaires étaient d'une
irritabilité excessive. Après quelques jours de repos,
je fis une tentative de broiement ; le malade éprouva
de vives douleurs. L'intolérance de la vessie me força
à renoncer à la lithotritie.

M. de V*** se reposa quelque temps avant de revenir chez lui où il fut convenu que j'irais l'opérer de la
taille.

Le 7 juin 1833 je me rendis à St-Sever. Le 10 je
procédai à l'opération de la lithotomie, par le procédé
bi-latéral, avec l'assistance de MM. les docteurs Léon
Dufour, Darribère et Bonnefin. Je fis l'extraction de
huit calculs ; l'opération fut heureusement pratiquée ;
il ne survint aucun accident capable de susciter des
craintes.

Je restai douze jours auprès de M. de V***, après
l'opération ; il ne se présenta point de phénomènes
susceptibles d'enrayer la marche de la guérison ;
quand je le quittai, il était dans le meilleur état. M.
le docteur Dufour lui continua ses soins, et termina
sa cure. Un suintement urineux s'entretint quelque
temps par la plaie, alors même que M. de V*** avait
acquis les conditions d'une bonne santé ; mais la nature opéra l'oblitération du pertuis : j'ai appris de-

puis cette époque que ce vieillard se portait à merveille.

SEPTIÈME OBSERVATION.

Lithotomie bi-latérale. — 50 ans. — *Un gros calcul.* —
Guérison.

M. Gauguin, artiste vétérinaire du haras de Tarbes,
âgé de 50 ans, d'un tempérament sanguin, d'une constitution pléthorique, vint me trouver au mois de juin
1833, pour réclamer mes soins contre une affection
calculeuse. Ce malade avait été opéré déjà de la
pierre, il y avait un an, à Paris, par la lithotritie. La
reproduction de sa maladie l'obligea à demander de
nouveaux secours. Il me déclara, à sa première visite,
qu'il ne voulait plus avoir recours au procédé du broiement, il désirait être taillé le plus tôt possible.

Le 19, je le sondai, et m'assurai de l'existence de
la pierre. La vessie avait été irritée par le voyage de
Tarbes à Bordeaux ; le cathétérisme occasionna un
peu de douleur. Je me contentai de toucher la pierre;
je négligeai d'acquérir des données sur ses dimensions.

Le 24, je pratiquai la lithotomie bi-latérale à M. Gau-
gnin, qui occupait un logement rue Porte-Dijeaux,
hôtel Lemaire. J'étais assisté par M. le docteur Cazenave, Paul de Mignot, élève en médecine, et par deux
autres étudiants. Comme le malade m'avait annoncé
qu'il n'y avait qu'un an qu'il avait été lithotritié; qu'il
ne se sentait incommodé de nouveau que depuis environ six mois, je dus naturellement penser que la
pierre actuelle ne pouvait pas avoir acquis un fort
volume. En conséquence, après avoir fait la division

des téguments du périnée, celle du canal de l'urêthre,
et porté le lithotome double dans la vessie, en retirant
celui-ci je donnai aux lames tranchantes une disposition d'écartement de manière à ne pouvoir pratiquer
sur le corps de la prostate qu'une incision de huit lignes. Après avoir introduit les tenettes, et avoir saisi
la pierre, quelle ne fut pas ma surprise de voir un
écartement considérable entre les anneaux des tenettes ! Toutefois je ne lâchai point prise , j'essayai des
tractions sur le col vésical, qui céda. Lorsque le calcul
fut amené au niveau des téguments du périnée, la
portion de la pierre sur laquelle les mors des tenettes
s'appuyaient se brisa. J'agrandis de chaque côté l'incision périnéale avec un bistouri ; je portai le doigt
indicateur de la main gauche dans le rectum au-delà
du niveau de la pierre ; et formant une espèce de crochet avec la première phalange du doigt, je poussai le
calcul d'arrière en avant pour achever son extraction :
il avait le volume d'un œuf de poule.

L'opéré fut placé dans son lit ; le soir il y eut une
forte réaction. Une ample saignée enraya le développement des phénomènes généraux d'irritation ; un régime diététique sévère, et un traitement anti-phlogistique furent mis en usage. Quelques jours plus tard,
les bords de la plaie prirent un mauvais aspect ; ils
exhalaient une odeur de pourriture ; enfin, les parties
contuses furent sphacélées. Les lotions et les injections
avec la dissolution du chlorure de sodium furent fré-
quemment employées ; la plaie se détergea, et marcha
ensuite vers la cicatrisation.

Trente-cinq jours après l'opération , un frère de
M. Gauguin, résidant à Paris, passa à Bordeaux, en

allant faire un voyage dans les Pyrénées ; ils partirent ensemble, contre mon gré ; la plaie n'était point ci-catrisée en entier, les urines coulaient toujours par le périnée. Sauf cet inconvenient, M. Gauguin d'ailleurs se portait bien.

Je lui conseillai de conserver, lorsqu'il serait rendu à Tarbes, une sonde à demeure jusqu'à la guérison complète ; il n'en fit rien. Il se livra à d'anciennes habitudes de plaisirs tout-à-fait contraires à son nouvel état. Malgré ces imprudences, la plaie du périnée arriva à une cicatrisation heureuse ; cependant il conserva un pertuis qui laissait échapper quelques gouttes d'urine par l'anus lors de l'expulsion des matières fécales.

Quelques années après son rétablissement, M. Gau-guin fut placé au haras de Pompadour, où il est mort il y a quelque temps. J'ignore la nature de la mala-die à laquelle il a succombé.

HUITIÈME OBSERVATION.

Lithotomie bi-latérale. — 72 ans. — Un calcul. — Guérison.

M. Dupeyré, propriétaire de la commune de Cas-telnau-Rivière-basse, département des Hautes-Pyré-nées, âgé de 72 ans, d'une forte constitution, avait toujours joui d'une bonne santé ; depuis quelques an-nées seulement, il souffrait d'une affection grave de la vessie, pour laquelle il reçut les soins de M. le docteur Desbons, de Beaulac, près de Plaisance. Ce médecin le sonda et le reconnut atteint de la pierre.

Au mois d'avril 1834, M. Dupeyré se presenta chez moi, à Bordeaux, sous les auspices de M. Desbons, et se logea rue Porte-Dijeaux, hôtel Lemaire. Le voyage l'avait beaucoup fatigué: la vessie était très-irritée ; la lithotritie ne put être employée. Les lenteurs forcées du traitement découragèrent le malade; une espèce de nostalgie s'empara de son esprit. M. Dupeyré voulut absolument retourner dans ses foyers, où il me proposa d'aller l'opérer de la taille.

Le 17 du mois de mai suivant, je me rendis à Castelnau; j'opérai M. Dupeyré par la lithotomie bi-latérale, avec l'assistance de MM. les docteurs Desbons, Sembre, ancien chirurgien-major retraité, et Dufour, chirurgien. Je fis l'extraction d'un calcul du volume d'un petit œuf de poule. Il ne survint point d'accident d'aucune nature ; la plaie marcha naturellement vers la guérison. Les soins consécutifs furent livrés à M. le docteur Desbons, qui obtint, au bout d'un mois, une cicatrisation complète.

Quelle ne fut point ma surprise, lorsque, quelque temps après, M. Desbons me manda que M. Dupeyré, après avoir été guéri de l'opération que j'avais pratiquée si heureusement, avait succombé sous le poids d'affections morales purement imaginaires, à l'influence funeste desquelles l'assistance de sa famille, de ses nombreux amis et de ses médecins, ne purent le soustraire.

NEUVIÈME OBSERVATION.

Lithotomie bi-latérale. — 66 ans. — Un Calcul. —
Guérison.

Le lendemain du jour de l'opération de M. Dupeyré

M. le docteur Desbons me présenta un de ses malades, qui souffrait depuis quelque temps des voies urinaires. C'était M. Pujos, propriétaire à Caussade, village sur l'Adour, peu distant de Castelnau ; il était
âgé de 66 ans, bien constitué, d'un tempérament sanguin ; il rendait des urines troubles, éprouvait une ardeur et un picotement à l'extrémité du gland et le
long dn canal de l'urêthre, après leur émission ; les
urines prenaient une teinte sanguinolente après l'exercice du cheval, etc. Le cathétérisme nous confirma la
présence d'un calcul. M. Pujos me demanda de l'opérer de suite. Le lendemain je me rendis à Caussade,
accompagné de MM. les docteurs Desbons, Sembre,
Dufour, de Castelnau et de M. Duffour, officier de santé
à Caussade. Je pratiquai *ex-abrupto* l'opération de la
taille bi-latérale à M. Pujos ; je fis l'extraction d'un
calcul du volume d'un marron. Tout se passa dans
l'ordre le plus satisfaisant pour tous ; aucun accident
ne vint enrayer la marche rapide de cette guérison,
qui, dans l'espace de quinze jours, permit à M. Pujos
de se promener dans ses champs. Le vingt-unième
jour après l'opération, tous les habitants de son pays
ont pu voir ce propriétaire à la foire de Maubourguet,
faisant ses affaires comme d'habitude.

Dans plusieurs voyages que j'ai faits aux Pyrénées, depuis cette époque, j'ai vu M. Pujos, avec M. le docteur
Desbons, et nous l'avons toujours trouvé très-bien portant.

DIXIÈME OBSERVATION.

Lithotomie sur une femme. — 60 ans. — Un calcul. —
Guérison.

Pendant les quelques jours que je restai auprès de

M. Dupeyré, alors que le succès des deux opérations
que je viens de rapporter avait encore quelques reten-
tissements dans [la contrée, plusieurs personnes se
présentèrent pour réclamer des conseils et des secours.

De ce nombre se trouva une dame du village de
Trieste, Mme. V***, sur la rive droite de l'Adour, à une
lieue de Plaisance. Je fus conduit près d'elle par M.
le docteur Desbons. Elle était âgée de 60 ans, avait
eu plusieurs enfants ; l'émission des urines était très-
fréquente, [et aussitôt après, une douleur se faisait
sentir à l'extrémité du canal de l'urêthre ; les urines étaient troubles, et laissaient, lorsqu'elles étaient
refroidies, déposer au fond du vase une mucosité fort
épaisse. Cette dame était grande, un peu maigre, et
avait beaucoup d'exaltation dans les idées. Une sonde
de femme, introduite dans la vessie, rencontra une
pierre que je jugeai d'un faible volume. Cette pierre
eût été détruite facilement par la lithotritie ; mais,
comme la malade ne voulait point se déplacer, et que
mes affaires me forçaient de revenir promptement à
Bordeaux, il fut arrêté que je l'opérerais le lendemain
par la taille. Durant cet intervalle, elle mit ordre à
ses affaires spirituelles. Le lendemain donc, assité de
MM. les docteurs Desbons et l'Estrade, j'introduisis
dans la vessie le lithotome du frère Côme, le tranchant
de la lame tourné en haut ; j'appuyai sur la bascule
de manière à faire sortir la lame ; je retirai ensuite
l'instrument, et incisai la partie supérieure du canal
de l'urêthre au-dessous de la symphyse du pubis. Le
doigt indicateur de la main gauche fut immédiatement
porté dans le canal, à la faveur de l'incision ; en exer-

çant une dilatation progressive sur les parois de l'urêthre, je le fis arriver peu à peu jusque dans la vessie.
Dans cette position, mon doigt devint naturellement
conducteur du gorgeret et des tenettes que je portai
dans le réservoir urinaire. La pierre fut saisie de
suite et extraite ; elle avait le volume d'une grosse
amande. Cette opération fut prompte, peu douloureuse,
et ne fut point accompagnée d'accidents.

La malade, placée dans son lit préparé convenablement, force fut de l'y retenir, prétendant qu'elle ne
souffrait point. Le lendemain de l'opération, toutes
les prières, toutes les remontrances furent inutiles ;
malgré nos conseils, cette dame voulut se lever pour
aller à son jardin, répétant toujours qu'elle ne souffrait point.

Mme V*** resta confiée aux bons soins de M. Desbons ;
elle fut guérie bientôt après, et guérie sans inconti-
nence d'urine, ce qui n'arrive pas toujours après la
lithotomie chez la femme.

Un fait fort curieux, qui s'est présenté à mon observation chez la dame dont je viens de rapporter
l'opération, c'est que, dans l'examen que je fis des
parties génitales, je trouvai une fausse membrane
lisse et de couleur rosée, qui, partant des bords libres
des grandes lèvres, se portait à leur surface interne, se
déployait ensuite pour aller tapisser le côté opposé;
elle formait ainsi une occlusion complète de la vulve,
dans tous les sens. Cette dame ne put me rendre compte
de la maladie qui avait pu déterminer cette production anormale, placée de champ comme un véritable
diafragme.

ONZIÈME OBSERVATION.

Lithotomie bi-latérale. — **70** *ans.* — *calcul brisé*
précédemment en **25** *morceaux par la lithotripsie.*
— *Guérison.*

M. BARRAULT, chanoine de la cathédrale de Bordeaux, âgé de 70 ans, d'une forte constitution, d'un
tempérament bilioso-sanguin, ayant toujours mené une
vie sédentaire et laborieuse, souffrait depuis quelques
années d'une affection de la vessie. Il reçut les soins
de médecins distingués de notre ville ; ils prescrivi-
rent des traitements bien rationnels sans doute, mais
n'arrivèrent point à modifier l'état de souffrance de
ce vénérable ecclésiastique; ils n'avaient point découvert la cause matérielle de sa maladie, bien qu'il eût
été sondé par un praticien d'un grand mérite.

Dans le mois de mai 1835, je fus consulté par
M. Barrault ; le 13 du même mois j'exerçai le cathétérisme, avec l'assistance de M. Carrié, son médecin
ordinaire, et je constatai la présence de la pierre.
Le malade se détermina de suite à se laisser opérer
par la lithotripsie; le calcul m'avait paru d'un volume
susceptible, quoique gros, d'être détruit par ce procédé opératoire.

M. Barrault portait un phimosis congénial très-pro-
noncé, ce qui gênait beaucoup l'introduction des instruments. Je fis préalablement l'incision du prépuce,
afin de mettre le gland à découvert; lorsque la plaie
résultante fut guérie, je pratiquai la lithotripsie, que
la sur-excitation des organes urinaires rendit douloureuse. Trois séances furent tentées, et le calcul fut

écrasé avec beaucoup de succès. Mais l'inertie de la vessie ne permettait point d'expulser les gros détritus, dont les urines entraînaient seulement la partie la plus tenue. Le ténesme vésical devint extrême, les points anguleux des morceaux du calcul, poussés contre la prostate et le col, par des contractions incessantes, provoquaient des douleurs locales aigües, la fièvre s'alluma ; l'état général du malade prit un caractère de gravité qui nous donna, à M. Carrié et à moi, les plus vives inquiétudes. Dans une consultation qui eut lieu entre MM. les docteurs Carrié, Dupont père, et moi, je proposai, malgré la gravité des phénomènes existants, comme seul moyen de salut pour le malade, l'opération de la taille. Elle fut approuvée à l'unanimité, bien que nous fussions tous convaincus que le malade était dans le plus grand danger, et qu'il risquait de succomber dans l'opération.

Le 11 juillet 1836, je fis subir la lithotomie bi-latérale à M. Barrault, avec l'assistance de MM. les docteurs Carrié, Rey, Rousset, élève en médecine, et deux aides : M. Dupont ne put s'y trouver.

Cette opération fut promptement et heureusement pratiquée : elle ne fut accompagnée d'aucun accident. Je fis l'extraction du calcul principal, et de 25 autres morceaux que la lithotripsie avait détachés de la pierre mère. Aussitôt que la cause matérielle qui suscitait tant de souffrances fut enlevée, le malade éprouva du calme et du sommeil. Les phénomènes consécutifs furent surveillés avec le plus grand soin ; il ne survint ni hémorragie, ni engorgement urineux, ni cystite, ni péritonite ; la plaie périnéale arriva promptement à la cicatrisation; les forces, déjà épuisées par

tant de secousses, se rétablirent si vîte, qu'au 21ᵐᵉ jour
M. Barrault put aller passer ses vacances au château
de M. Lapène, négociant de Bordeaux, à Cocumon, près
de Bazas.

Depuis cette époque jusqu'à ce jour, M. le chanoine
Barrault n'a cessé de jouir d'une bonne santé, et de
vaquer à ses occupations habituelles.

DOUZIÈME OBSERVATION.

Lithotomie bi-latérale. — 32 ans. — Un Calcul. —
Guérison.

M. Barrière, cultivateur à Auriac, département de
la Dordogne, âgé de 32 ans, ancien militaire, d'une
petite taille, mais d'une constitution bien établie, d'un
tempérament bilioso-sanguin, éprouvait depuis environ deux ans une affection des voies urinaires, contre laquelle il réclama les soins des médecins de son pays.
Il était marié depuis six mois ; le mariage aggrava la
maladie. Il se fit porter à l'hôpital à Périgueux ; il y
resta peu de temps, et résolut de quitter cet hospice
au moment même où on se préparait à lui faire subir une grande opération ; il ne sut pas bien m'expli-
quer quelle devait être cette grande opération.

Malgré les vives douleurs qu'il éprouvait, il voulut venir à Bordeaux, vers le milieu de janvier 1836,
avec l'intention d'entrer au grand hôpital de cette ville
pour s'y faire traiter. Un de mes amis, habitué à faire
le bien, me le présenta et réclama mes soins pour ces
infortuné. Il éprouvait des douleurs atroces; il poussait des cris ; ces douleurs venaient par crises, et, chose
bien extraordinaire ! lorsque ces crises survenaient, il

éprouvait une douleur intolérable à la plante des
pieds. Je voulus m'assurer par le cathétérisme de la
présence du calcul ; l'introduction de la sonde, faite
avec facilité, fut suivie de souffrances cruelles ; le malade se roulait sur le tapis. Barrière fut placé à l'hôtel de Bayonne, rue Mautrec ; je lui donnai les soins
nécessaires pour modifier l'état d'irritabilité universelle dans lequel il se trouvait.

Le 19 janvier 1836, je fis la lithotomie bi-latérale
avec l'assistance de MM. les docteurs Carrié, Nouvel,
Bonnet, Lafon, Trinquier, agrégé de la faculté de médecine de Montpellier, et de MM. Rousset, Pater, élèves
en médecine. Cette taille, heureusement pratiquée,
ne fut suivie d'aucun accident ; toutes les douleurs
cessèrent avec l'enlèvement de la cause qui les provoquaient. La guérison marcha rapidement ; seize
jours après avoir été opéré, Barrière, complètement
rétabli, la plaie périnéale étant bien cicatrisée, monta
en voiture avec sa femme pour retourner en Périgord,
où il n'a cessé de se bien porter jusqu'à ce jour.

Les honorables confrères qui m'assistèrent dans cette
opération, apprécièrent les motifs d'urgence qui me
forçaient de pratiquer, sans différer, la taille, afin de
soustraire ce malade à une mort prochaine ; la lithotripsie eût agi trop lentement ; peut-être même que
l'irritabilité des organes n'eût pu la tolérer.

TREIZIÉME OBSERVATION.

*Lithotomie bi-latérale. — 70 ans. — 7 Calculs. —
Guérison.*

Au mois d'avril 1835, je fis un voyage à Bayonne

et dans le pays basque où j'étais demandé. Quelques
jours avant mon départ, j'eus occasion d'écrire à M.
le docteur Desbons, à Beaulac, près de Plaisance, et
de lui faire part de mes projets. Cet honorable confrère me répondit de suite pour me prier de me dé-
tourner de ma route, lorsque je serais au Mont-de-
Marsan ; de venir dans ses contrées, afin d'opérer un
de ses clients qn'il avait reconnu atteint de la pierre.

Le 4, je me mis en route, et le 6 j'étais arrivé à Madiran, où M. le docteur Desbons s'était rendu. Il me
conduisit à Souble-Cause, petit village à une lieue de
distance de Madiran, département des Hautes-Pyré-
nées, chez M. Divat, propriétaire, qui nous attendait.

Ce malade était âgé d'environ 70 ans ; il avait long-
temps joui d'une bonne santé ; mais les souffrances
qu'il avait eu à supporter, et les affections morales
que sa maladie lui avait occasionnées, avaient un peu
détérioré sa constitution.

Bien que M. Desbons eût déterminé l'existence du
calcul, je procédai, en sa présence, au cathétérisme ;
je rencontrai la pierre aussitôt que l'algalie fut arrivée
dans la vessie. M. Divat étant décidé d'avance à se
laisser tailler, nous préparâmes sur-le-champ tout ce
qui était nécessaire pour l'opération ; elle fut faite le
8 au matin, par le procédé bi-latéral, en présence de
MM. les docteurs Desbons, Gassiot, Dufonr, Sembre,
Cazaban, et un artiste vétérinaire de Tarbes, qui se
trouvait sur les lieux. Le malade étant un peu maigre, l'opération fut facile, prompte et heureuse. Je
fis l'extraction de sept calculs. Je restai quelques
jours auprès de l'opéré, pour surveiller et combattre

les phénomènes inflammatoires, dans le cas où il en surviendrait ; mais tout alla à merveille.

Le 14, je quittai Souble-Cause pour continuer mon voyage dans le pays basque, laissant la direction du traitement consécutif à MM. les docteurs Desbons et Cazaban.

Quinze jours après, M. le docteur Desbons m'écrivit pour m'annoncer que M. Divat était parfaitement guéri, et qu'il vaquait à ses affaires comme d'habitude.

QUATORZIÈME OBSERVATION.

Lithotomie bi-latérale. — *60 ans.* — *7 Calculs.* —
Guérison.

M. SOUSTRAS, propriétaire de Lamarque, en Médoc, département de la Gironde, âgé de 60 ans, d'un tempérament éminemment sanguin, d'une constitution pléthorique, robuste, n'avait jamais éprouvé de maladie susceptible d'être signalée. Quelques années avant de venir me consulter, il avait été atteint de coliques néphrétiques, à la suite desquelles il avait expulsé plusieurs graviers formés d'acide urique. Plus tard il s'aperçut que lorsqu'il montait à cheval ou qu'il fatiguait, il rendait des urines sanguinolentes ; après leur émission il éprouvait un prurit à l'extrémité du gland ; quelquefois le jet d'urine s'arrêtait tout court. Après leur refroidissement, ces mêmes urines laissaient déposer dans le fond du vase une mucosité épaisse, semblable au blanc d'œuf.

Ce malade fit part à M. Lapeyre, son médecin ordinaire, des phénomènes qu'il éprouvait ; celui-ci pensa fort judicieusement qu'il devait exister quelque

corps étranger dans là vessie ; il me l'adressa dans le
mois de juin 1836, pour l'explorer.

Je procédai au cathétérisme, qui me confirma
l'existence de la pierre. M. Soustras retourna chez lui
pour prendre des dispositions avec sa famille, afin de
venir ensuite se faire lithotripsier ; il m'avait paru
dans les meilleures conditions pour subir le procédé
opératoire du broiement.

Dans les premiers jours du mois de juillet, il se
rendit à Bordeaux, et prit un appartement à l'hôtel
des Étrangers, rue du Pont-de-la-Mousque, chez M.
Martin. Je le préparai immédiatement. Le canal et le
col de la vessie étaient d'une irritabilité extrême
qu'exaspérait le passage des sondes de gomme élastique.

Le 16 du même mois, j'introduisis dans la vessie le
lithontripteur ; il me fit connaître l'existence de plusieurs pierres. Je saisis, à diverses reprises, plusieurs
de ces calculs que j'essayai d'écraser. Le malade
éprouva une douleur aigüe, bien que les manœuvres
pour charger la pierre fussent faites avec le plus grand
ménagement. Je retirai l'instrument ; la séance ne dura
qu'une minute et demie.

Consécutivement, il survint une réaction fébrile in-
tense, avec ischurie. Un traitement anti-phlogistique
énergique, des émissions sanguines générales et locales, des bains, des fomentations émollientes ; enfin,
tous les moyens appropriés furent mis en usage pour
enrayer l'état inflammatoire, surtout chez un sujet
d'une constitution pléthorique si disposée à en favoriser le développement.

Ce premier essai du brisement de la pierre me fit

juger que l'état d'irritation de l'appareil urinaire ne
pouvait point tolérer l'application de la lithotripsie.
J'exposai alors au malade et à sa famille les raisons
qui me forçaient à tourner mes vues et mes espérances
vers la taille, comme seule ressource de salut ; elle
fut acceptée.

Le 3 août suivant, je pratiquai la lithotomie bi-latérale à M. Soustras, avec l'assistance de MM. les docteurs Nouvel, Bonnet, Lemarchand et Gastol, élève en
médecine. Je fis l'extraction de 7 calculs d'une forme
semblable et fort singulière.

La forte constitution, la prédominance du tempérament sanguin du sujet, me firent recourir à un traitement anti-phlogistique énergique, afin de prévenir
les accidents consécutifs. Tout se passa au gré de nos
désirs. Du douzième au quinzième jour, la plaie périnéale fut presque entièrement cicatrisée ; la vessie
remplissait très-bien ses fonctions ; du quinzième au
vingtième le malade put se promener dans sa
chambre ; au vingt-unième il fit une promenade en
voiture, en ville et à la campagne ; enfin, au trentième
jour, après l'opération, j'allai avec une partie de sa
famille, l'accompagner à Lamarque où il arriva complètement guéri. Depuis cette époque jusqu'aujour-
d'hui M. Soustras a joui d'une très-bonne santé; il a
même acquis un embonpoint peu ordinaire.

J'ai dit que les calculs de M. Soustras étaient d'une
forme singulière. On sait que d'ordinaire, lorsqu'on
rencontre des calculs multiples dans une vessie, leurs
surfaces sont polies : eh bien, ceux-ci avaient un volume d'œufs de pigeon, étaient d'une forme ronde,
aplatie, selon leur diamètre transversal ; de chaque

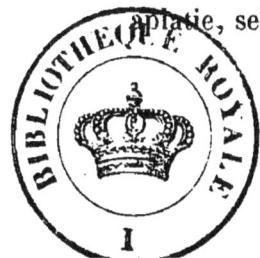

côté de leurs surfaces aplaties, on observait une fa-
cette polie, qui était le point de contact avec le calcul
voisin. Tout le reste de leur périphérie était garni
d'aspérités murales, dont quelques-unes étaient assez
prononcées. Le cas est rare et mérite d'être cité.

QUINZIÈME OBSERVATION.

Lithotomie uréthrale.—Enfant de 6 ans.—Un Calcul.

— Guérison.

En passant à Mont-de-Marsan, département des
Landes, le 12 septembre 1836, comme je l'ai dit
dans l'observation de M. Rougier (*V.* 15ᵉ. observation
de Lithotripsie, pag. 39), MM. les docteurs Dufau
et Lartigau me prièrent de visiter un jeune enfant
nommé Gage, appartenant à une famille sans fortune,
et chez lequel ils soupçonnaient l'existence d'un calcul dans la vessie.

Je me rendis avec empressement à leur invitation ;
nous fûmes ensemble le sonder, et nous constatâmes
la présence de la pierre. Devant partir le même jour,
je pratiquai de suite la taille, avec l'assistance de
MM. les docteurs Dufau, Lartigau, Gauber et Desfar-
ges. Après avoir incisé les téguments du périnée et les
tissus sous-jacents, je fis une boutonnière au canal de
l'uréthre, à la faveur de laquelle mon doigt indicateur de la main gauche put pénétrer dans la vessie
sans le secours du lithotome. Au moyen de ce doigt, je fis
arriver le gorgeret, et ensuite de petites tenettes jusque sur le calcul que je saisis et dont je fis l'extraction avec facilité ; il avait le volume d'une amande.

Je laissai ce jeune malade livré aux soins de MM.

Dufau et Lartigau. Dix-huit jours après, voici ce que dernier me fit l'honneur de m'écrire :

« Mont-de-Marsan, le 1er octobre 1836.

» Monsieur et honoré confrère,

» Je suis moi-même, comme notre ami M. Dufau,
» occupé à mes vendanges ; mais je ne suis qu'à une
» lieue de notre cité, et tous les jours je viens en
» ville : aussi, votre petit opéré n'a-t-il pas été né-
» gligé. Notre confrère Dufau vous avait déjà mandé
» que nous avions combattu avec vigueur, et avec
» succès, l'inflammation qui suivit l'opération. Depuis
» lors, tout est rentré dans l'ordre ; la plaie est en-
» tièrement cicatrisée : les urines ne coulent plus de-
» puis long-temps que par la verge et sans douleur,
» ce qui doit nous rassurer sur le résultat positif de
» l'opération. Nous avons eu beaucoup de peine à
» triompher de la constipation qui a tourmenté le pe-
» tit malade jusqu'à ce jour ; il n'avait encore eu
» qu'une selle, malgré l'administration de deux lave-
» ments par jour, des bains nombreux et une alimen-
» tation toute relâchante. Je me suis décidé, hier, à
» ordonner la promenade, et le succès a été immé-
» diat ; trois selles faciles en ont été le résultat. Ce
» soir, j'ai examiné cet enfant, et si je n'eusse pas
» su qu'il venait d'être opéré, je ne l'eusse certes pas
» reconnu, tant la cicatrice est peu visible. Ainsi, ne
» songez plus à ce petit malade, que pour l'inscrire
» sur vos tablettes à côté de vos nombreux succès,
» dont je vous fait mes bien sincères compliments.

» Agréez, mon cher et estimable confrère, l'assu-
» rance de mon dévouement bien sincère. »

                    « LARTIGAU, D.-M. P.

SEIZIÈME OBSERVATION.

*Lithotomie bi-latérale. — **Enfant de 10 ans.** —*
Un calcul de forme singulière. — Guérison.

Pendant l'espace des quelques jours que je restai à
Tarbes, où me retint l'opération de la taille que je
pratiquai à M. Duffour, de Bun (voir l'Observation 8,
pag. 84), on m'amena un jeune enfant nommé Baptiste Vignaux, âgé de 10 ans, de Bagnères-de-Bigorre,
appartenant à une famille peu fortunée : il éprouvait
depuis quelque temps de violentes douleurs dans les
organes urinaires; il était chétif, maigre, et petit de
taille pour son âge ; il semblait que ses souffrances
habituelles eussent arrêté son développement phy-
sique.

Je sondai le malade, je le reconnus atteint de la
pierre. Le 2 juillet je pratiquai sur cet enfant, à Tarbes même, la lithotomie bi-latérale, avec l'assistance
de MM. les docteurs Dumestre, Lalanes et Vignes. Il
ne survint aucun accident. Le lendemain, ayant été
obligé de quitter cette ville, je laissai le jeune opéré
livré aux bons soins de mes confrères, qui rivalisèrent de
zèle pour achever cette bonne œuvre. Quelques jours
plus tard, M. le docteur Lalanne m'écrivit que le petit
opéré était parfaitement guéri, et que sa famille l'a-
vait ramené à Bagnères.

Le calcul dont je fis l'extraction était long d'un
pouce et demi, de forme cylindrique, de cinq à six lignes de diamètre, et avait pris la forme d'une espèce
de croissant.

Voulant m'assurer de l'état actuel de santé du jeune
Vignaux, j'écrivis, le 11 du mois de septembre 1838,

à M. le docteur Béguerie, à Bagnères, qui me fit l'honneur de me répondre les quelques lignes suivantes :

« Bagnères, le 14 octobre 1838.

» Mon cher confrère,

» Dès la réception de la lettre que vous m'avez fait » l'amitié de m'écrire le 11 de ce mois, je me suis » empressé de m'informer de la santé de l'enfant auquel » vous avez fait l'opération de la pierre, et j'ai été » droit chez son père, où j'ai vu cet enfant, qui s'ap- » pelle Baptiste Vignaux, âgé de 12 ans, fils de Do- » minique Vignaux, tailleur d'habits.

» Cet enfant resta à Tarbes pendant quinze jours » après l'opération, et revint ensuite à Bagnères, par- » faitement guéri. Depuis lors il n'a plus éprouvé au- » cune douleur, et il se porte très-bien.

» Ma santé est assez bonne; je fais des vœux pour » la conservation de la vôtre.

» Recevez de nouveau, je vous prie, l'assurance » de mon vif et sincère attachement.

» BÉGUERIE, D. M. M. »

DIX-SEPTIÈME OBSERVATION.

Lithotomie bi-latérale. — *68 ans.* — *15 Calculs.* —
Guérison.

M. BAGAU, propriétaire, âgé de 68 ans, d'un tempérament bilioso-sanguin, d'une forte constitution, né à Cayenne, est resté dans son pays jusqu'à l'âge de 42 ans, sans avoir éprouvé de maladies susceptibles d'être notées. Il vint en France en 1811, et y resta jusqu'à

1832. A cette époque, se disposant à se rendre à
New-York, il ressentit, quelques jours avant son départ, de grandes difficultés dans l'émission des urines
et expulsa quelques graviers. Inquiet de son état, il
prit les conseils d'un pharmacien de Bordeaux, qui
lui ordonna de faire usage de la tisane de pariétaire.
Peu de jours après, il partit pour les Etats-Unis. Arrivé à New-York, il se livra à tous les remèdes de
l'empirisme. Cependant, il fut sondé par un médecin
américain, qui, ne trouvant pas de pierre, le déclara
atteint d'un catarrhe vésical, et lui prescrivit un traitement anti-phlogistique.

En 1836, M. Bagau se rendit à Cayenne, où il continua à souffrir de sa maladie des organes urinaires :
là, il fut livré de nouveau à tous les traitements des
charlatans ; il abusa surtout des purgatifs drastiques
les plus violents. Ces médications intempestives déterminèrent des inflammations chroniques et des en-
gorgements dans les organes abdominaux. Tourmenté
de son état continuel de souffrance, il prit alors le
parti de quitter Cayenne, et s'embarqua le 10 juin
sur le paquebot no. 1, capitaine Lafargue, pour venir
à Bordeaux. La traversée fut très-pénible pour lui,
obligé qu'il était de ne vivre que de salaisons ; ce régime ne contribua pas peu à exaspérer les symptômes
de sa maladie.

Le 1er août 1838, M. Bagau quitta le navire et fut
porté à terre dans sa maison, rue Berjeon, no 26 ; je fus
appelé de suite chez lui. Je le trouvai dans une souffrance extrême ; son corps présentait un état d'anasar-
que universelle ; les organes renfermés dans la cavité
abdominale étaient en général engorgés avec tous les

signes d'une gastro-entérite-chronique; il était atteint
d'une fièvre lente; l'ischurie et la dysurie alternaient;
l'émission de l'urine était très-douloureuse, et avait
lieu à tout moment ; ce liquide n'était rendu chaque
fois qu'en très-petite quantité, et avec de violents
efforts. Je sondai le malade, et je reconnus l'existence
de la pierre : de plus les genoux étaient affectés de
douleurs arthritiques rhumatismales qui gênaient
tous les mouvements.

Je laissai une sonde de gomme élastique à demeure,
pour procurer quelque repos au malade. Je prescrivis
le traitement que son état si fâcheux commandait.
Malgré mes soins assidus et empressés, les phénomènes devenaient de jour en jour plus graves. Je demandai une consultation : MM. les docteurs Canihac
et Nouvel me furent adjoints. J'exposai la situation
dangereuse où se trouvait M. Bagau, eu égard à l'état
fâcheux de la vessie et aux lésions profondes des organes abdominaux qui compliquaient l'affection calculeuse. Je proposai l'opération de la taille comme
seule et unique ressource. Toutefois, je ne pus dissimuler le péril dont cette opération pouvait être accompagnée. Mes honorables confrères, avec les talents
qui les distinguent, apprécièrent également la gravité du cas qui nous réunissait. Ils adhérèrent à ma
proposition comme unique moyen de salut. Aucun de
nous ne put se refuser à penser que M. Bagau pouvait succomber pendant ou après l'opération si importante de la lithotomie ; mais au milieu de notre
perplexité nous étions tous animés par ce sentiment
qui doit guider tous les honnêtes gens dans les cir--

constances difficiles : *fais ce que doit, advienne que pourra.*

La proposition de se laisser tailler fut faite au malade; elle fut acceptée. Soudain, il mit ordre à ses affaires temporelles et spirituelles.

Le 13 au matin, MM. Canihac, Nouvel et Rousset, élève en médecine, mon aide, furent réunis auprès du malade, pour m'assister dans l'opération, qui fut exécutée fort heureusement et promptement. Après l'incision du périnée, du canal de l'uréthre et de la portion prostatique de la vessie, je portai les tenettes dans le réservoir urinaire, où je rencontrai une carrière. Je chargeai d'abord trois calculs, que je portai au dehors; je fus obligé de revenir plusieurs fois dans la vessie avec les tenettes, pour extraire quinze calculs qu'elle recélait, du volume d'amandes et d'avelines. Aucun vaisseau artériel n'ayant été lésé, il ne survint aucune hémorragie. Après avoir été lavé, le malade fut transporté dans son lit.

M. Bagau était impotent et enflé de tout le corps; il ne pouvait remuer que difficilement les articulations fémoro-tibiales qu'affectaient des douleurs arthritiques; il était d'une forte complexion. J'avais prévu combien il serait difficile de le tenir propre dans sa couche, par suite de l'écoulement continuel de l'urine rendue par la plaie du périnée. J'avais à craindre que les chaleurs caniculaires du mois d'août ne donnassent à ces mêmes urines, retenues sous le malade, un caractère de putridité : on a alors à craindre que les miasmes qui se répandent dans l'air de l'appartement, n'occasionnent des maladies fort graves. Pour parer à tous ces inconvénients, je fis construire un lit *ad-hoc:*

il formait un carré long, sans panneaux aux pieds, un peu bas, et reposant sur des roulettes : la couche était formée d'un seul matelas, fait avec des tiges métalliques élastiques, et garni de crin. Au centre de ce matelas, je fis pratiquer une ouverture de forme cylindrique, qui le traversait de part en part, et de huit pouces de diamètre; les parois de cette ouverture furent garnies d'une toile cirée; un vase était placé au-dessous pour recevoir l'écoulement des urines. Le malade fut porté sur ce lit : la plaie périnéale correspondait à l'excavation de la couche ; les urines, en sortant de la vessie, tombaient directement dans le vase, de même que les lotions fréquentes que je fesais faire sur la plaie et les parties génitales. On donnait des lavements au malade sans le déranger, en lui levant les jambes, et, au moyen d'une sonde de gomme élastique ; le rectum expulsait ensuite l'injection et les matières fécales dans le vase, et la couche n'était jamais salie. C'est ainsi que je pus entretenir la plus grande propreté autour de ce malade, au milieu des grandes chaleurs de l'été.

Le même jour de l'opération M. Bagau resta sous l'influence de l'émotion qu'elle lui avait occasionnée. Une potion hypnotique, des boissons diurétiques, émollientes, nitrées, et la plus grande tranquillité, furent ordonnées.

La nuit suivante fut calme, le malade dormit : ce sommeil devint un baume réparateur. Le lendemain, le passage de l'urine par la plaie procura des cuissons un peu vives; la vessie commença à se contracter et à expulser l'urine par le canal de l'uréthre. Le pouls s'éleva, mais il ne survint ni fièvre ni colique. La

diète sévère, et les boissons adoucissantes et tempérantes furent continuées. Il n'y eut ni engorgement au
périnée ni infiltration d'urine, ni enfin aucun accident
susceptible d'enrayer la marche de la guérison. Le
bien-être général s'accrut rapidement.

Au bout de quelques jours, l'appétit se réveilla; des
aliments faciles à digérer furent donnés au malade;
la plaie périnéale se ferma si vîte que, du dixième
au quinzième jour, elle fut cicatrisée. Il commença à
prendre un peu d'exercice dans sa chambre; au vingt-
cinquième jour de l'opération, il se promena à pied dans
la ville. Quelques jours plus tard, M. Bagau se fit porter
à sa maison de campagne, à Latresne, près de Bordeaux, d'où il n'est revenu que pour montrer à ses
médecins qu'il était parfaitement guéri.

CINQUIEME SÉRIE.

INSUCCÈS DE LA TAILLE.

PREMIÈRE OBSERVATION.

Lithotomie bi-latérale. — *80 ans.* — *3 gros calculs.* —
Mort.

Dans le mois de septembre 1833, je me rendis à
Pau, pour opérer de la taille Mr L...., vieillard octogénaire. Quelques mois auparavant, ce malade était
venu à Bordeaux pour se soumettre à la lithotritie ;
mais il souffrait, au moins depuis vingt-cinq ans, d'une
affection des voies urinaires, et le voyage avait sur-
excité ses organes déjà malades ; deux sondes de
gomme élastique nos 6 et 7, placées dans le canal,
pendant dix minutes chaque fois, pour commencer la
préparation, suffirent pour susciter des accès de fièvre
assez intenses, et me faire renoncer à ce mode opératoire. Il fut décidé que Mr L.... retournerait dans ses
foyers et que j'irais l'opérer à Pau.

Dans les premiers jours du mois de septembre 1833,
je lui fis subir la lithotomie bi-latérale, avec l'assistance de MM. les docteurs Manes, Bel, Terrier, Labé-
dens et Badières, médecins de Pau. Les incisions du
périnée, de la vessie, ne présentèrent rien de particulier : elles furent exécutées dans les meilleures conditions, aucun accident ne survint ; mais quand je fus
arrivé dans la vessie, j'eus à extraire trois gros calculs

du volume d'œufs de poule ; cette extraction m'obligea d'exercer sur la prostate et sur le périnée de plus grands efforts que dans les cas ordinaires. Lorsque tout fut terminé, le malade, déclarant qu'il avait moins souffert qu'il ne s'y attendait, voulait aller de son pied dans sa chambre et à son lit; ce qui ne lui fut pas accordé : il avait conservé toutes ses forces, disait-il.

M⟨r⟩ L.... fut entouré de tous les soins que son état réclamait. Tout se passa très-bien jusqu'à trois heures : le malade ne cessait de répéter qu'il était bien, qu'il comptait être rendu dans un mois à sa maison de campagne à Pons , près d'Orthez , où il se proposait de me recevoir. Le pouls qui avait de l'émotion à la suite de l'opération, se releva, devint ample, régulier ; la face avait repris son teint naturel ; les facultés intellectuelles avaient conservé toute leur intégrité, leur précision.

M⟨r⟩ L.... était le chef d'une nombreuse et brillante famille, qui jouit dans le pays du Béarn de la considération la plus étendue et la mieux méritée. Le succès de l'opération se répandit en ville avec promptitude. Dans la matinée, son hôtel fut bientôt rempli de nombreux amis qui venaient porter leurs félicitations à l'opéré et à ses enfants. Les médecins qui voyaient le malade avec moi, avaient défendu les visites auprès de lui ; je voulus être moi-même très-rigoureux sur ce point : mais comment défendre à des enfants, à des petits-enfants , de venir embrasser leur père, alors qu'on le croyait sorti du danger, par la seule raison que l'opération avait été heureusement pratiqnée ?.... On lui fit éprouver de vives émotions ; plusieurs fois

je le surpris versant des larmes de joie au milieu
de tous ces vifs témoignages d'affection dont l'entou-
rait sa chère famille. Je ne le quittai point, et je
cherchai à le calmer, autant qu'il était en moi. Vers
les trois heures du soir, un violent accès de fièvre
survint ; les extrémités se refroidirent; les traits de la
face se grippèrent, le pouls devint vermiculaire , et à
quatre heures le malade succomba à la suite de cette
funeste et fatale réaction , sans avoir vu apparaître ni
hémorragie ni aucun accident propre à l'opération de
la taille.

J'ai toujours pensé que cette mort inopinée avait
été occasionnée par la commotion qu'avait d'abord dû
produire sur tout le système nerveux , l'exécution
d'une opération de taille fort laborieuse , et par les
émotions morales trop fortes, trop multipliées, pour un
vieillard d'un âge très-avancé , d'un caractère très-
sensible, et déjà préoccupé depuis long-temps par l'idée
de la cruelle opération à laquelle il se voyait forcé de
se soumettre.

DEUXIÈME OBSERVATION.

*Lithotomie bi-latérale. — 22 ans. — Un gros calcul.—
Mort.*

En revenant de St-Jean-Pied-de-Port pour me rendre
à Oloron, dans les premiers jours du mois de mai
1835, je m'arrêtai pendant quelques moments à Tardets, pour visiter M. Darhan, notaire, neveu de M. le
général Harispe, dont je venais de quitter le château
à Lacarre. M. Darhan me présenta un de ses parents,
atteint de rétention d'urine , pour cause de rétrécis-

sement dans le canal de l'uréthre ; et un vieux chirurgien du lieu, souffrant depuis long-temps d'une maladie des voies urinaires, qui semblait déceler l'existence
d'un calcul. Ne pouvant pas séjourner à Tardets, ces
malades prirent le parti de me suivre jusqu'à Oloron.
En trois jours le rétrécissement du canal de l'uréthre
du premier fut vaincu, et ce conduit excréteur fut
rendu à son diamètre normal. Je sondai le second, que
je trouvai atteint de la pierre ; celui-ci, décidé à se
faire tailler, retourna de suite à Tardets pour faire les
préparatifs nécessaires ; il voulait absolument profiter
de mon passage dans ces contrées.

Le 12 mai 1835, je me rendis auprès de lui pour
faire cette opération; mais, au moment de monter sur
le lit de misère, le vieux chirurgien manqua du courage nécessaire et ne voulut plus se laisser opérer.

Pendant les quelques moments que je restai à Tardets, M. Darhan me parla d'un jeune homme âgé de
22 ans, appartenant à une famille sans fortune, et
qui souffrait beaucoup, depuis quelques années, d'une
affection des voies urinaires. Son défaut de moyens
pécuniaires l'avait empêché d'aller chercher ailleurs
des secours qu'il ne pouvait trouver sur les lieux. Je
sondai le malade, et je constatai l'existence d'un
calcul, même assez gros. On me pria instamment de
vouloir l'opérer. J'adhérai à cette proposition, à la
condition que MM. les médecins de l'endroit vou-
draient bien se charger de lui continuer les soins
consécutifs. Après ces arrangements, le jeune Wolfs fut
taillé de suite, d'une manière heureuse, puisqu'il ne
survint aucun accident dépendant de l'opération. Je fis
l'extraction d'un calcul du volume d'un petit œuf de

poule ; j'étais assisté par M. le docteur Bordenave,
M........., chirurgien, et M. Darhan ; mon domestique et un aide tenaient le malade. Après l'opération,
je montai en voiture pour revenir à Oloron, et de là je
partis pour Bordeaux.

Quelques jours après mon arrivée chez moi, je reçus
des lettres de Tardets, qui m'annonçaient que le
jeune Wolfs se trouvait si bien, le lendemain de l'opération, qu'il quitta son lit pour essayer ses forces, demanda à manger comme d'habitude, prétendant qu'il
ne souffrait point. Il commit d'autres imprudences
malgré les observations qui lui furent faites : elles
déterminèrent les accidents les plus graves. Soixante-
douze heures après l'opération il succomba, lorsque
tout fesait espérer une réussite complète sur ce jeune
sujet.

Il est toujours fâcheux pour un médecin qui est
appelé à faire une grande opération, de quitter immédiatement le malade. L'observation du traîtement
consécutif est de la plus haute importance pour amener à bien une guérison. Il est rare que les médecins
qui lui succèdent, quels que soient leurs talents d'ailleurs, obtiennent la même autorité et la même soumis-
sion sur l'esprit d'un malade, que celui qui l'a opéré
avec bonheur.

TROISIÈME OBSERVATION.

Lithotomie bi-latérale. — *56 ans.* — *Vessie bi-lobée.* —
2 culculs très-gros. — *Mort.*

Le respectable marquis de FRANCLIEU ayant été
atteint de cécité pour cause de cataracte sur les deux

yeux, à l'âge de 74 ans, me fit l'honneur de m'appeler auprès de lui pour l'opérer à son château de Lascazères, près de Maubourguet, dans les derniers jours du mois de septembre 1835 ; j'eus le bonheur de le guérir (1).

Pendant le séjour que je fis à Lascazères, M. le docteur Desbons me pria d'opérer de la pierre M. Latapis, âgé d'environ 56 ans, d'un tempérament sanguin, d'une forte constitution, instituteur de Lahite, village voisin ; il était atteint d'une affection des voies urinaires depuis au moins huit ans. M. Desbons avait déjà sondé le malade, avait constaté la présence de la pierre, qu'il estima d'un petit volume. Je crus devoir m'en rapporter aux recherches de cet habile praticien.

Le 28 septembre 1835, je me rendis auprès de ce malade, où se trouvèrent réunis MM. les docteurs Desbons, Cazabon, Lasserre, de Maubourguet, et M. Lafite, chirurgien de Lahite. Je pratiquai l'opération de la lithotomie bi-latérale à M. Latapis, dans la matinée du même jour.

Je dois faire observer que l'exploration de la vessie ne fut point faite avant l'opération ; ce ne fut qu'au moment d'opérer que je constatai moi-même la pré-

---

(1) M. le marquis de Franclieu ayant recouvré la vue par suite des soins que je fus heureux de lui prodiguer, fut à son tour assez gracieux pour me faire l'honneur de m'adresser une pièce de poésie intitulée : *Au bonheur de revoir le jour !* dans laquelle on trouve les graces de l'esprit et la bonté du cœur : le public accueillit avec le plus vif empressement cette production de la reconnaissance la mieux sentie, la mieux exprimée.

sence de la pierre avec le cathéter. Je m'en rapportai à la confiance que m'inspirait les recherches faites par M. Desbons ; tous deux nous fûmes induits en erreur sur le volume du calcul, par le rapport du malade.

L'incision du périnée et de la vessie fut faite selon les règles. Je portai ensuite les tenettes dans la vessie, dans laquelle je saisis un calcul très-gros. En faisant la traction nécessaire pour l'extraire, il se brisa sous la pression des cuillers des tenettes. Je sortis les fragments, je fis une injection, et cherchai de nouveau dans cet organe pour m'assurer qu'aucun de ces fragment n'y fût resté. Ne voulant pas m'en rapporter à ma seule exploration, je priai MM. Desbons et Lasserre de faire des recherches eux-mêmes avec l'instrument explorateur ; ils ne rencontrèrent aucune trace de la pierre. Je fis une nouvelle injection ; j'annonçai au malade que tout étant fini, on allait le délivrer de ses liens· Toutefois, obéissant soit à une arrière pensée, soit à une extrème précaution, je portai encore le bouton dans cette vessie ; il alla frapper sur un corps dur, indéterminé, ne donnant aucune collision distincte. Cette particularité excita vivement ma curiosité. Je plaçai alors la tige du bouton dans une autre direction, et je fus ˙reconnaître nettement une seconde pierre. Les tenettes furent introduites jusque dans la vessie, à la faveur de la crête de ce conducteur ; je fis dilater leurs cuillers pour saisir le calcul ; mais quelle ne fut pas ma surprise ! je ne trouvai plus de corps étranger. J'éprouvai la sensation que me donnait mon instrument rencontrant une masse résistante, ronde, m'échappant chaque fois que je voulais la saisir ;

j'essayai cette manœuvre plusieurs fois et toujours sans succès, soit que j'employasse des tenettes courbes, ou droites, et de différentes dimensions. Je méditais déjà de recourir à l'opération de la taille hypogastrique, lorsque j'eus la pensée d'introduire la tige par l'extrémité qui porte une curette ; j'arrivai sur la pierre ; mon but était de la faire glisser sur sa convexité supérieure, de tâcher de l'accrocher par derrière, afin de l'amener en avant ; mais, dans sa marche, l'instrument perdait le contact du corps dur, et glissait sur une surface molle, de forme orbiculaire. Dans ce même moment, l'histoire des vessies bi-lobées se présenta à mon esprit. Quelque temps auparavant j'avais rencontré, dans ma pratique chirurgicale, cette anomalie chez M. Pressat (*Voir* l'obs. 23e. pag. 60). Une pseudo-membrane divisait, à l'instar d'un diaphragme, sa vessie en deux compartiments, recélant 5 calculs ; une ouverture de forme arrondie, de 4 à 5 lignes de diamètre, placée inférieurement vis-à-vis le bas-fond du réservoir urinaire, établissait une communication entre ces deux chambres. Ce fait vint m'éclairer. Je portai alors le bouton sur la pierre, je le fis glisser entre sa surface supérieure, et la paroi de la membrane qui l'encastrait. La crête de la tige du bouton était tournée en bas, et conduisit les tenettes jusque dans la vessie, et sur la face antérieure de la pierre. Arrivé à cet endroit, je rencontrai une résistance ; j'élevai alors, de la main gauche, le talon du bouton, tandis que la main droite poussait en avant les tenettes et soutenait l'effort exercé sur la petite ouverture de la fausse membrane qui formait une espèce de chaton au calcul.

Tout-à-coup la résistance céda ; j'avais déjà passé outre, et mes tenettes étaient arrivées sur la pierre. J'en développai les mors après avoir retiré le bouton ; je chargeai le calcul avec difficulté, et je le portai au dehors. Il avait plus de volume que le premier ; je fus obligé d'agrandir l'ouverture périnéale pour achever son extraction. Cette opération fut fort douloureuse et très-longue ; cependant le malade la supporta avec courage et résignation. Plusieurs fois on lui donna des cordiaux pour soutenir ses forces.

Devant quitter le malade après l'opération, nous arrêtâmes d'un commun accord, avec les confrères assistants, le traitement rigoureux que la gravité du cas demandait. Je le laissai ensuite livré aux soins de M. Lafitte, son chirurgien ordinaire. Celui-ci me tint au courant de ce qui se passa après mon départ. Il survint des accidents les plus fâcheux, les plus graves. Le malade succomba au bout de cinq jours.

QUATRIÈME OBSERVATION.

Lithotomie bi-latérale.—84 *ans.*—10 *calculs.*—*Mort.*

Dans les derniers jours du mois d'octobre 1836, je reçus mission de partir de suite pour me rendre à Sarlat, département de la Dordogne, afin de porter du secours à M. Frégère, ex-receveur de l'enregistrement, souffrant depuis longues années ; il était atteint d'une affection des plus graves des voies urinaires. Je me mis aussitôt en route, et, le 31 au soir, j'étais déjà rendu auprès du malade, que je trouvai dans un fort triste état.

M. Frégère était âgé de 84 ans, grand et maigre ;

il avait rendu, quelques années auparavant, des gravelles, était malade depuis long-temps, et retenu au
lit déjà depuis quelques mois. Il n'avait jamais voulu
que ses médecins le sondassent : ceux-ci avaient eu le
pressentiment, d'après l'appareil des symptômes, que
la vessie devait recéler quelque corps étranger. L'affection vésicale prit un tel caractère de gravité, qu'on
pensa que mes soins pourraient être utiles au malade.
Son neveu, M. Frégère, et son ami, M. Darcy-Delcer,
vinrent à Bordeaux, pour me prier de me rendre en
toute hâte auprès de lui.

Dès mon arrivée, j'explorai la vessie, que je trouvai remplie de calculs. Les urines que la sonde amena
étaient mêlées de beaucoup de suppuration, et exhalaient une odeur ammoniacale très-prononcée. Le malade était très-faible; tous les symptômes de l'adynamie existaient. Le 2 novembre au matin, je fus, dans
une consultation, éclairé des lumières de mes honorables confrères, MM les docteurs Malleville et Momt-
meja, médecins du malade, Taillefer, de Domme, Du-
busson, Mallevigne, de Sarlat, et Margontier, de
Terrasson. Dans cette réunion, je signalai l'état de
danger où se trouvait le malade, le peu d'espoir que
l'état adynamique nous laissait dans l'opération de la
taille ; la résolution des forces vitales qui s'étaient
déjà opérée sous l'empire du génie débilitant, devait
nous faire craindre qu'une réaction salutaire ne pût
avoir lieu. Je ne dissimulai point le péril de la lithotomie dans le cas actuel : selon moi, elle pouvait
faire succomber le malade sur le lit de misère.

Toutes ces raisons furent appréciées ; mais, néanmoins, il fut décidé, à la majorité, que l'opération de

la taille serait faite, puisque c'était la seule et unique
ressource que l'art pût offrir. Elle fut donc exécutée
séance tenante. La lithotomie bi-latérale fut pratiquée
avec bonheur ; aucun accident dépendant de l'opération ne survint ; je fis l'extraction de dix calculs, dont
quelques-uns avaient le volume d'un marron, d'autres
celui d'amandes et de noisettes. Ce vieillard soutint
courageusement toutes les fatigues, toutes les douleurs de la taille.

Placé dans son lit, M. Frégère passa la journée
suivante assez bien ; pendant la nuit, il fut un peu
agité. Le lendemain, le pouls se déprima, s'affaissa ;
les symptômes adynamiques prirent plus de gravité ;
l'intégrité des facultés intellectuelles fut lésée, et le
surlendemain le malade succomba. Cette terminaison
funeste ne surprit aucun de nous.

CINQUIÈME OBSERVATION.

Lithotomie bi-latérale.—66 ans.—Un très-gros calcul.
—Mort.

Dans les derniers jours du mois de juin 1837, me
trouvant à Cauterets, mon ami et mon ancien condis-
ciple à l'école de médecine de Montpellier, M. le
docteur Lalanne, me fit l'honneur de m'écrire pour
me prier de venir à Tarbes, afin d'opérer de la pierre
M. Duffour, propriétaire à Bun, et juge de paix d'Ar-
gèles, qui s'était rendu en cette ville pour attendre
mon arrivée.

M. le docteur Vignes, jeune praticien distingué, avait
été appelé à Bun pour visiter le malade, et avait
constaté la présence du calcul. M. Duffour était âgé

d'environ 60 ans, d'un tempérament bilioso-sanguin, doué d'une bonne constitution ; il souffrait depuis long-temps d'une affection des voies urinaires, qui ne fut jamais déterminée dans son village.

Rendu à Tarbes, je visitai le malade avec MM. les docteurs Lalanne et Vignes, ses médecins ordinaires : nous le sondâmes, et nous constatâmes l'existence d'un gros calcul.

Le 29 juin, M. Duffour fut opéré par la lithotomie bi-latérale, avec l'assistance de MM. les docteurs Lalanne, Vignes, Dumestre, et autres témoins. Cette opération ayant été pratiquée selon les règles, aucun vaisseau artériel ne fut intéressé ; mais lorsque les tenettes eurent saisi la pierre, l'écartement de leurs anneaux me fit juger que j'avais à extraire un calcul d'une dimension peu ordinaire. J'essayai des tractions pour faire dilater l'incision du col, qui ne céda point. J'agrandis alors cette incision de chaque côté, en glissant un bistouri droit boutonné entre les mors des tenettes et la prostate. La résistance céda cependant aux nouveaux efforts que j'exerçai pour extraire le corps étranger. Arrivé au niveau des téguments, je rencontrai une nouvelle résistance ; je débridai ceux-ci en prolongeant la première incision extérieure, et j'amenai au dehors une pierre qui avait deux poucés et demi de diamètre. Par malheur, le calcul fut saisi par les cuillers des tenettes selon son plus grand diamètre, ce qui m'obligea à prolonger les premières incisions, et à faire plus d'efforts pour l'extraire. Il ne survint d'abord aucun accident.

Je restai trois jours auprès du malade après l'opération, pendant lesquels nous n'eûmes aucun phénomène grave à combattre. Je partis et laissai ensuite l'opéré livré aux bons soins de MM. Lalanne et Vignes, qui le dirigèrent avec talent, zèle et affection. M. Lalanne, dans une correspondance exacte, me tint au courant de tout ce qui se passa.

A cette époque, les chaleurs s'élevèrent à un degré de température peu ordinaire dans ces contrées : le thermomètre marqua jusqu'à trente-deux degrés. Cet excès de calorique devint pernicieux au malade ; quels que fussent les soins de propreté, les urines qui s'écoulaient continuellement sous lui par la plaie du périnée, exhalaient une odeur fort incommode ; sa position horizontale, dans le lit, le fatiguait beaucoup ; La peau qui recouvrait le sacrum fut bientôt entamée, des escharres se formèrent ; il survint un sphacèle sur les bords de la plaie et sur le scrotum ; des pétéchies se manifestèrent sur différentes parties de la surface du corps ; un état adynamique se déclara, et, malgré tous les soins empressés et éclairés de mes confrères, le malade succomba le 13 juillet (1).

SIXIÈME OBSERVAVION.

Cystotomie hypogastrique, ou taille par le haut appareil.—58 ans.—Un gros calcul.—Mort.

Dans le mois de mai 1838, je fus appelé à Saint-Gein, département des Landes, pour opérer de la

---

(1) L'expérience que j'ai acquise dans la pratique des grandes opérations chirurgicales m'a prouvé que l'on doit mettre beaucoup de soins à tenir très-propre le malade qui est forcément obligé de garder le lit, surtout à ne point le laisser séjourner dans

pierre M. Laborde, propriétaire, lequel avait été reconnu atteint de cette affection par un médecin de sa contrée. Il était âgé de 58 ans, avait joui d'une forte constitution ; mais les souffrances qu'il avait eu à supporter depuis environ dix ans, époque à laquelle il fesait remonter l'invasion de sa maladie, avaient complètement détérioré sa santé. Ce malade, dans l'espoir de calmer ses douleurs incessantes, avait demandé des conseils à tous les médecins de sa contrée ; et, plus imprudemment, s'était livré à toute espèce d'empirisme. Il advint un moment dans lequel les souffrances prirent une intensité extrème ; il demanda de son chef l'opération, que jusque-là il avait voulu éluder. Ce fut à la suite de cette résolution, que je reçus l'invitation de me rendre de suite auprès du malade.

Le 20 mai au soir, je fus rendu à St.-Gein; je trouvai M. Laborde dans un état très-fâcheux. Le cathétérisme, que j'exerçai dès mon arrivée, me fit reconnaître l'existence d'un gros calcul. Il éprouvait des épreintes continuelles pour expulser quelques gouttes d'urine mêlée de pus ; cette expulsion était suivie des douleurs les plus intenses, compliquées de celles du ténesme. Depuis six mois il ne pouvait dormir que par des intervalles de quelques minutes ; atteint d'une fièvre lente, il avait perdu son embonpoint et ses forces ; il ne pouvait conserver aucune position dans son

---

ses excrétions. Par l'effet de la chaleur animale, celles-ci prennent bientôt un caractère délétère et morbifique. C'est pour obvier à ces inconvénients que j'ai imaginé le lit dont je donne la description, pag 104.

lit ; se roulait de tous côtés, était sans cesse agité, et poussait des cris déchirants. Dans cet état, selon mon opinion, il n'y avait que l'extraction de la pierre qui pût mettre fin à ses tortnres. Je la proposai, elle fut acceptée.

Le 21 au matin, MM. les docteurs Lartigau, médecin distingué de Mont-de-Marsan, Dupouy, de Rascons, et M. Serbat, de Castandet, son chirurgien ordinaire, se réunirent auprès du malade pour m'assister de leur aide et de leurs lumières. J'exposai à ces honorables confrères que, vu le volume de la pierre, et l'état d'affaissement dans lequel se trouvait M. Laborde, je leur proposais de pratiquer la taille-hypogastrique, parce que cette opération est moins douloureuse et moins fatigante que la lithotomie-périnéale. Ces raisons furent appréciées par mes confrères, et immédiatement elle fut exécutée.

Le malade fut étendu, en face d'une croisée, sur un lit de deux pieds et demi de large, et à hauteur d'appui ; j'introduisis dans la vessie la sonde à dard ; je la confiai ensuite à M. le docteur Lartigau, qui la tint dans la position où je l'avais placée ; je fis une incision de deux pouces de long sur les téguments du bas-ventre, qui se termina au-dessus de l'arcade du pubis, vis-à-vis la portion de la ligne blanche ; je mis à découvert celle-ci, j'y pratiquai une incision longitudinale, et pénétrai dans la cavité pelvienne au-dessus du pubis ; à la faveur de cette ouverture, j'introduisis le bistouri-courbe-boutonné, afin de diviser cette membrane de bas en haut et dans l'espace d'un pouce et demi environ, en évitant toutefois d'intéresser le replis du peritoine. Le doigt indicateur et le

pouce de la main gauche furent portés dans la plaie,
pour aller à la rencontre de la sonde à dard, que je
cherchai à diriger entre ces deux doigts, en élevant la
parois supérieure de la vessie avec l'extrémité de cette
sonde ; mais quel ne fut pas l'étonnement de tous les
médecins assistants ! la vessie était racornie et appli-
quée exactement sur le calcul. Je dirigeai, avec beaucoup de ménagement, le bec de la sonde derrière le
pubis; et au moment où je fis faire le mouvement de
bascule pour obtenir une saillie des parois du réservoir urinaire, le plus léger effort suffit pour les faire
transpercer par le bec de la sonde. L'inflammation
chronique avait tellement altéré cet organe, il était
ramolli au point qu'il n'opposa presque pas de résistance. Le bec de la sonde étant donc arrivé entre les
bords de la plaie, dans la cavité pelvienne, sans avoir
eu besoin de pousser le dard, au moyen du doigt indicateur et du pouce, j'appliquai la vessie sur les côtés de la sonde, tandis que, de la main droite, je glis-
sai la pointe d'un bistouri droit dans sa cannelure, et
pratiquai une incision sur la vessie, que je dirigeai du
côté du pubis. Je pénétrai ensuite avec le doigt indicateur de la main gauche dans cet organe, et en retirai la sonde à dard; je fis glisser, avec quelque difficulté, l'extrémité de ce doigt entre le calcul et les parois de la vessie; je fis faire le crochet à la première
phalange et le plaçai dans l'angle supérieur de la
plaie. A la faveur de ce doigt j'introduisis le suspen-
seur que j'établis à sa place, et je le confiai à un aide;
puis je portai les tenettes sur le calcul, que je saisis
et dont je fis l'extraction. Cette pierre avait deux pou-

ces et demi de diamètre, et présentait le volume d'un œuf de poule.

Le malade fut soudain placé dans son lit, et tous les soins que son état réclamait lui furent prodigués. Une sonde de gomme élastique resta à demeure dans le canal, pour porter les urines au dehors, ce qui eut lieu dans le même jour. La journée et la nuit qui suivirent furent calmes; M. Laborde dormit profondément à plusieurs reprises. Le lendemain, un collapsus universel survint; les traits de la face étaient grippés, le pouls était déprimé, la couleur et la chaleur de la peau présentèrent des altérations. Le surlendemain la fièvre lente prit un caractère intermittent. St-Gein est situé sur le bord des marais; à cette époque les fièvres intermittentes occasionnées par les émanations de ces marais, régnaient dans ces parages. M. Serbat et moi, qui étions restés auprès du malade, fûmes d'avis d'administrer le sulfate de quinine, afin d'enrayer l'état insidieux qui le menaçait sous le type intermittent. Au troisième jour après l'opération, je quittai St-Gein. et au quatrième le malade succomba.

N'ayant reçu aucun détail sur cette mort, j'ai écrit, dans le mois d'octobre dernier, à M. le docteur Lartigau, pour le prier de me donner quelques renseignements sur cette terminaison funeste; je lui annonçai que devant publier prochainement mes observations sur les opérations de la pierre, que j'avais pratiquées, je désirais mettre toute la vérité dans leur exposition. Voici ce que cet honorable médecin a bien voulu me répondre :

« Mont-de-Marsan, 1er novembre 1838.

» Cher et honoré confrère,

» Tout ce que j'ai pu savoir de M. Serbat, qui a
» continué les soins au malade, c'est que l'infortuné
» Laborde cessa de vivre le samedi matin à 4 heures,
» c'est-à-dire quatre jours n'étant pas entièrement
» écoulés depuis le moment de l'opération. M. Serbat
» ajoute qu'il a succombé à une fièvre pernicieuse, qui
» l'aurait enlevé quand bien même il n'eût pas été
» opéré. Pour mon compte, je ne suis pas de cet avis :
» je crois que Laborde aurait succombé à la maladie
» calculeuse qui le dévorait lentement, mais sûrement,
» depuis plusieurs années, qu'on l'eût ou non opéré ;
» l'état de délabrement complet de sa vessie, au mo-
» ment de l'opération, fut pour moi du plus mau-
» vais augure. Vous devez vous rappeler que le sim-
» ple mouvement de bascule de la sonde à dard la dé-
» chira à l'instant, tant elle était ramollie, et, raison-
» nablement, pouvait-on espérer, sans compter les
» chances mortelles et prochaines d'une telle opéra-
» tion, que cet organe reviendrait à son état normal?
» Pour moi, cette observation sera incomplète, parce
» qu'elle n'a pas été suivie de l'ouverture du corps.
» Alors seulement nous aurions pu affirmer qu'il avait
» succombé aux suites de l'opération, ou que, sans la
» fièvre pernicieuse, il eût survécu.

» Dans tout état de cause je ne puis que rendre
» témoignage, et à la sagacité de votre diagnostic
» pour la grosseur du calcul, et à votre mode opéra-

» toire; vous avez fait humainement ce qui était en
» votre pouvoir de faire, et nul autre que vous n'au-
» rait eu un meilleur succès.

> Votre dévoué confrère,

> LARTIGAU. »

Quelques auteurs modernes ont snbstitué le mot de
cystotomie à celui de *lithotomie*, pour désigner l'opération qui a pour but d'extraire la pierre de la vessie.
Je pense, avec Deschamps, qu'il convient de conserver le mot de *lithotomie*, déjà reçu, pour indiquer le
procédé opératoire qui n'attaque que le col de la
vessie, et de réserver celui de *cystotomie* pour les autres procédés qui divisent son corps, tels que celui de
Foubert, de Thomas, le haut appareil, ou taille hypogastrique. Selon Morin, *Dictionnaire Etymologique
des mots français dérivés du grec*, on voit que le mot
cystotomie est applicable de préférence à l'ouverture
faite à la vessie pour en *tirer* l'urine ; celui de *lithotomie* convient mieux à l'opération par laquelle on
tire la pierre de cet organe.

La lithotomie transversale est une conquête mo-
derne de la chirurgie française. Tout le monde con-

naît son histoire dont les rudiments remontent jusques à Celse ; il est inutile de la rappeler ici.

On sait aussi que c'est le professeur Dupuytren qui le premier régularisa cette méthode de tailler, et lui donna dans sa clinique de l'Hôtel-Dieu, de Paris, la vogue dont elle jouit encore aujourd'hui entre les mains des plus habiles opérateurs. Dans l'étude spéculative que j'avais faite de ce procédé opératoire, je lui avais reconnus de très-grands avantages sur les autres méthodes, que je suis loin cependant de rejeter ; ces avantages, ma clinique civile est venue les justifier par des faits authentiques ; jamais dans l'emploi que j'ai fait de ce procédé opératoire, je n'ai eu à déplorer de ces accidents formidables qui, jusqu'à notre époque, avaient fait considérer la taille comme l'opération la plus cruelle et la plus périlleuse. Depuis que la lithotomie bi-latérale a été si heureusement perfectionnée , il est hors de doute que, pratiquée habilement, elle est une des opérations majeures qui comptent les plus nombreux succès.

On se rappelle la fameuse et savante discussion qui s'éleva, il y a quelques années, au sein de l'académie royale de médecine de Paris, sur le parallèle à établir entre la taille et la lithotripsie : de brillants orateurs s'élevèrent pour et contre ces méthodes ; leurs avantages et leurs désavantages respectifs furent tour à tour appréciés. Au milieu de ces dissertations plus ou moins savantes, passionnées ou équitables, un grand chirurgien proposa de considérer la taille comme la méthode générale, et la lithotripsie comme l'exception. D'après ce qui se passe aujourd'hui, on peut retourner cette proposition : *regarder la lithotripsie comme la règle, et la taille comme l'exception.*

J'ai dit, page 14 : que la science n'est plus en reste avec les affections calculeuses. Cette proposition est devenue une vérité, presqu'absolue, par la substitution de la taille transversale perfectionnée, à la lithotripsie, dans les cas exceptionels ou réfractaires. Cet auxiliaire remplit presque toujours les espérances du malade ; c'est le complément des secours de l'art. Celui qui parviendra à bien connaître, à bien pratiquer ces deux opérations si utiles, ne sera-t-il pas appelé à rendre les plus éminents services à l'humanité *en tous pays ?*

ERRATA.

PAGES	LIGNES	AU LIEU DE	LISEZ
28	17	Envayèrent..	Enrayèrent.
39	15	Guéhéneuc	Guézénec.
42	12	Squirheuses	Squirrheuses.
48	3	Mème	Mère.
63	1	Mêlée	Mêlé.
id.	4	Blanches...	Branches.
id.	5	Les pénis	Le pénis.
76	24	Je n'eussev pas	Je n'eusse pas.
89	31	Diafragme.	Diaphragme.

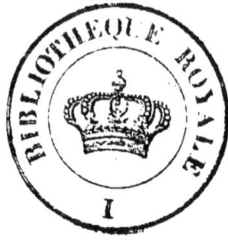

www.ingramcontent.com/pod-product-compliance
Lightning Source LLC
Chambersburg PA
CBHW062030200326
41519CB00017B/4987